一側性難聴に対する
人工内耳
診療マニュアル
Manual for Cochlear Implants in Single-Sided Deafness

編著 岩崎 聡
国際医療福祉大学三田病院耳鼻咽喉科 教授
聴覚・人工内耳センター長

神田幸彦
医療法人萌悠会 耳鼻咽喉科 神田E・N・T医院
理事長・院長

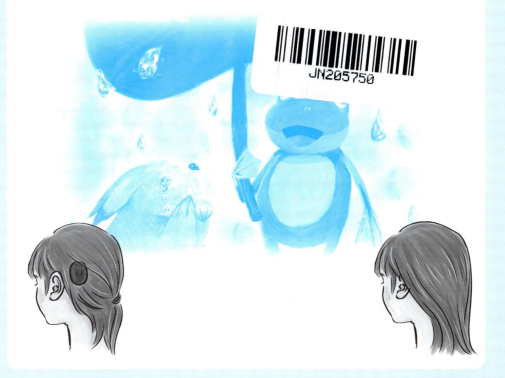

謹 告

本書に記載されている事項に関しては，発行時点における最新の情報に基づき，正確を期するよう，著者・出版社は最善の努力を払っております。しかし，医学・医療は日進月歩であり，記載された内容が正確かつ完全であると保証するものではありません。したがって，実際，診断・治療等を行うにあたっては，読者ご自身で細心の注意を払われるようお願いいたします。
本書に記載されている事項が，その後の医学・医療の進歩により本書発行後に変更された場合，その診断法・治療法・医薬品・検査法・疾患への適応等による不測の事故に対して，著者ならびに出版社は，その責を負いかねますのでご了承下さい。

はじめに

　一側性難聴（片耳の難聴）は両側性難聴と比べて聞こえる耳による聞き取りが可能なため，日常生活での会話には不自由がないように一般的には思われがちである。確かに1対1での静かな場面での会話では問題ないようであるが，雑音下や多人数での会話における話し掛け，視野に入らないところからの音の近づき（音源定位）などの環境下では難渋する場合があるとされている。しかし，一側性難聴は，両側性難聴に比べてその頻度は不明で，実際の不自由さについて詳細に検討されたことがないのが現状である。令和2~4年度に行われた日本医療研究開発機構（AMED）障害者対策総合研究開発事業感覚器障害分野「一側性聴覚障害者の障害程度評価と医療的，社会的支援方法の確立に関する研究」では，空間認識に困難が生じ聴取疲労を自覚し，多くが聞こえや日常生活に不安を感じているので，医学的介入と社会支援の拡充を進めていく必要性が示唆されている。さらに令和3~5年にかけて先進医療「一側性高度または重度感音難聴に対する人工内耳の有効性・安全性に関する研究」が実施され，人工内耳の手術前後における騒音条件下での語音弁別検査および方向定位検査及び自由音場閾値検査では，無治療ヒストリカルコントロールと比較して有意な改善が示された。また，本研究で一側性難聴の啓蒙のためのパンフレットを作製した（QRコード参照）。さらに令和6~8年には名古屋大学の吉田忠雄先生を代表者とするAMED「一側性聴覚障害の評価手法の標準化と社会参加を促進する手法に関する研究開発」が継続して実施されていく。

知ってほしい一側性難聴のこと（PDF：パンフレット）
[https://mita.iuhw.ac.jp/clinic/jibiinkouka/index.html]
（2025年2月5日閲覧）

一側性難聴症例に対する人工内耳治療の目的は両耳聴の実現であるが，一般的に両耳聴の効果として知られる両耳加算効果(binaural summation)，両耳スケルチ効果(binaural squelch)，音源定位能(soundlocalization)に関しては，音の高さ，大きさ，タイミングの左右差が大きな要因であることが知られている。一側性難聴症例に対する人工内耳治療においては，両側性難聴に対する人工内耳の場合と異なり，一側の聴取が正常ないしは補聴器が利用できるレベルの聴力が残存しているため，良聴耳側で聴取する自然の音と，人工内耳を介して聴取する音の差を可能な限り小さくすることが，より良い両耳聴実現のために非常に重要である。そのため，一側性高度感音難聴に対する人工内耳に関しては，両側性高度感音難聴に対する人工内耳とは異なる補聴器の知識や騒音条件下の語音弁別検査および方向定位検査などの評価検査法の知識が必要となる。

　本マニュアルは一側性高度感音難聴に対する人工内耳に関係する情報をまとめたものであり，適応基準の内容を詳細に説明している。医学的介入を希望される患者さんに対して活用していただければ幸甚の極みである。また，この分野は今後もさらに研究が進み，変化・進歩していく可能性があり，さらに詳細な検証が行われていくことを期待している。

　わが国ではまだまだ実施経験や情報が少ない中でご執筆いただいた先生方に，心から感謝申し上げる。

2025年2月
編者を代表して
国際医療福祉大学三田病院耳鼻咽喉科 教授/聴覚・人工内耳センター長

岩崎　聡

目次

1 両耳聴について　　　　　　　　　　　太田有美　　3

2 一側性高度難聴に対する　　　　　　　神田幸彦　　11
補聴方法について　　　　　　　　　　古賀　涼

3 一側性難聴の　　　　　　　　　　　　樫尾明憲　　21
ガイドラインについて

4 適応基準について　　　　　　　　　　山崎博司　　35

5 海外からの報告　　　　　　　　　　　　　　　　　41

　　5-1　人工内耳について　　　　　　　吉田忠雄　　41

　　5-2　一側性高度難聴について　　　　實川純人　　45

6 方向感検査法について　　　　　　　　石野岳志　　53

　　6-1　裸耳における成績　　　　　　　石野岳志　　57

　　6-2　補聴器による成績　　　　　　　小山田匠吾　　61

　　6-3　人工内耳による成績：　　　　　高橋優宏　　63
　　　　　先進医療の成績

　　6-4　防音室の影響について　　　　　石野岳志　　65

7 雑音下語音検査法について
松田悠佑 東野哲也 73

7-1 正常コントロールと一側性難聴例による成績
松田悠佑 75

7-2 一側性難聴例における裸耳とCROS補聴器装用下における成績
松田悠佑 82

7-3 人工内耳による成績：先進医療の成績
高橋優宏 87

8 雑音下語音閾値検査法について
菅原一真 91

8-1 HINT (Hearing in Noise Test) について
佐藤　崇 96

8-2 補聴器による成績
小山田匠吾 101

8-3 人工内耳による成績：先進医療の成績
高橋優宏 103

9 一側性難聴に対するリハビリテーション方法

9-1 ダイレクト・インプット (DI) 法を用いた聴覚リハビリテーション
松田悠佑 107

9-2 ダイレクト・インプット (DI) 法の実際
松田悠佑 110

10 人工内耳の電極選択について
宇佐美真一 西尾信哉 115

11 聴神経腫瘍と人工内耳の効果について
大石直樹 123

12 非対称性難聴について　　　　　　中西　啓　131

13 一側性高度感音難聴に対する
人工内耳の臨床研究成果　　　　鬼頭良輔　139

巻末資料　　　　　　　　　　　　　　　　144

索 引　　　　　　　　　　　　　　　　　147

執筆者一覧

編著

岩崎　聡　　国際医療福祉大学三田病院耳鼻咽喉科 教授／聴覚・人工内耳センター長

神田幸彦　　医療法人萌悠会 耳鼻咽喉科 神田E・N・T医院 理事長・院長

執筆（執筆順）

太田有美　　大阪大学大学院医学系研究科耳鼻咽喉科・頭頸部外科学 准教授
古賀　涼　　医療法人萌悠会 耳鼻咽喉科 神田E・N・T医院，長崎ベルヒアリングセンター 言語聴覚士
樫尾明憲　　東京大学医学部附属病院耳鼻咽喉科・頭頸部外科 准教授
山崎博司　　京都大学医学部附属病院耳鼻咽喉科・頭頸部外科 講師
吉田忠雄　　名古屋大学大学院医学系研究科耳鼻咽喉科学 准教授
實川純人　　札幌医科大学耳鼻咽喉科・頭頸部外科学講座 助教
石野岳志　　広島大学大学院医系科学研究科耳鼻咽喉科学・頭頸部外科学講座 講師
小山田匠吾　国際医療福祉大学三田病院耳鼻咽喉科 病院助教
高橋優宏　　国際医療福祉大学三田病院耳鼻咽喉科 准教授
松田悠佑　　国際医療福祉大学病院耳鼻咽喉科 言語聴覚士
東野哲也　　国際医療福祉大学病院耳鼻咽喉科 教授
菅原一真　　山口大学大学院医学系研究科耳鼻咽喉科学 教授
佐藤　崇　　大阪大学大学院医学系研究科 耳鼻咽喉科・頭頸部外科学 講師
宇佐美真一　信州大学医学部人工聴覚器学講座（寄附講座）特任教授
西尾信哉　　信州大学医学部人工聴覚器学講座（寄附講座）特任教授・特任講師
大石直樹　　慶應義塾大学医学部耳鼻咽喉科・頭頸部外科学教室 准教授
中西　啓　　浜松医科大学医学部附属病院耳鼻咽喉科 講師
鬼頭良輔　　信州大学医学部耳鼻咽喉科頭頸部外科学 准教授

一側性難聴に対する

人工内耳
診療マニュアル

Manual for Cochlear Implants in Single-Sided Deafness

両耳聴について

太田有美

はじめに

　ヒトの耳は顔の両側に左右に離れて存在しており，両耳を使うと片耳では得られない機能が発揮される。両耳聴の効果としては，次の3つの現象が挙げられる（表1）[1, 2]。

　実生活上では，雑音下での音声聴取と音源定位，音像定位に重要な役割を果たしている。音源定位とは，空間（音場）においてヒトが感じる音源の位置感覚であり，距離感，方向感を伴うものである。

表1　両耳聴の効果

両耳合成能	加重効果 (binaural summation)	両耳に同一の刺激が入ることにより，片耳の場合より閾値が低下し，ラウドネスおよび明瞭度が向上する。
	融合効果 (binaural fusion)	両耳に到達する同種の刺激には位相差や時間差があるが，同一音像として感受できる。
両耳分離能	分離効果 (binaural separation)	両耳に同時に与えられたまったく異なる音刺激を，別々に感受する。

雑音下聴取

雑音下での音声聴取には次の3つの効果が寄与している。

> ①音加算効果（summation effect）：前述の加重効果と同義で，中枢に届く音声の情報が2倍になることによる効果である。
> ②頭部陰影効果（head shadow effect）：頭や身体が雑音を遮断する"壁"の効果を果たし，音声聴取に有利に働く効果である。
> ③スケルチ効果（位相差効果）（squelch effect）：雑音と音声の音源が異なるため，内耳到達時の時間差，強度差，周波数スペクトルを用いて中枢で別の音刺激として分離できる効果である。

その他に，雑音下での音声聴取としては，カクテルパーティー効果という現象がある（図1）。これは，カクテルパーティーのような騒がしい場所であっても，自分の名前や関心がある話題は自然と耳に入ってくる，という現象である。これは選択的注意（selective attention）のひとつで，聴覚における選択的注意がカクテルパーティー効果であり，視覚における選択的注意にはカラーバス効果と呼ばれるものがある。選

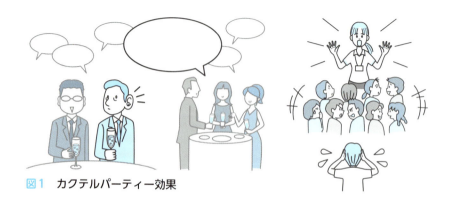

図1　カクテルパーティー効果

択的注意とは，多くの情報が渦巻くような環境下で，その個人にとって重要な情報のみを選択し，それに注意を向ける認知機能である。

音源定位

音源定位には，頭部に対して垂直方向と水平方向の定位があるが，機序は異なる。垂直方向の定位は主に頭部や耳介による音の反射や干渉を手がかりとしている。水平方向の定位はこれに加えて，左右の耳で感じる音の強度，到達時間，位相の違いが利用されている[3]（図2）。それぞれ両耳間音圧差（interaural level difference：ILD），両耳間時間差（interaural time difference：ITD），両耳間位相差（interaural phase difference：IPD）と言う。ILDは頭による回折現象によって，左右の耳に到達する音波に生じる強度の差によって認識される。低周波数では回折現象による左右の強度差が小さいため，ILDは高周波数の音の音源定位に有効である。低周波数の音の音源定位にはITDを主な手がかりとしている。他にも音源と聴取者の間にある物体や周囲にある物体による音の反射，吸収，遮蔽も音源定位に影響を及ぼす。

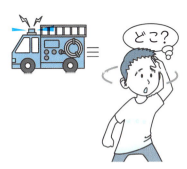

図2　水平方向の音源定位

音像定位

音像定位とは，ヒトが知覚する音の位置である。両耳のイヤホンから音を聴取した場合，頭蓋内に音の像として位置が知覚される。

聴覚伝導路

一次聴神経はラセン神経節に細胞体を持つ双極細胞で，中枢側は延髄外側にある蝸牛神経核にシナプス結合している。ここから台形体核を経て大部分が対側の上オリーブ核に連絡している。そして外側毛帯，下丘，内側膝状体，聴放線を経て側頭葉の聴皮質まで到達する（図3）。し

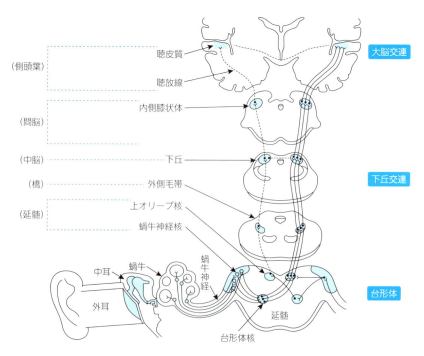

図3　聴覚中枢路
大半は対側に投射され，ごく一部の神経神経繊維が同側に投射されるため，同側を点線で示した。

たがって右耳からの音は主に左半球に，左耳からの音は主に右半球に投射されるという対側優位の支配となる。また，聴覚中枢路において左右の連絡は延髄だけでなく，中脳の下丘交連，大脳交連でなされている。このように両側交叉することが両耳聴において重要な役割を果たしている[4, 5]。

　聴皮質と呼ばれる大脳皮質聴覚野は，一次聴覚野とそれに隣接する聴覚連合野から構成される。一次聴覚野は側頭葉の背側面にある横側頭回にあり，Brodmannの41野に当たる。聴覚連合野は，その周囲の横側頭回外側部（42野）と上側頭回と頭頂葉の体性感覚野の一部である縁上回に存在する（図4）。上側頭回の後部はWernicke野（感覚言語中枢）として知られている。

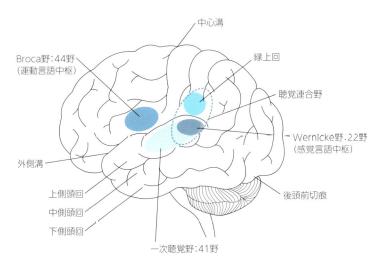

図4　聴覚野

実生活において

　日常生活上でより良い「聞こえ」のQOLを目指すためには、片耳だけ聞こえると言うのでは不十分である。日常生活では、静寂な場所で1対1の会話という場面はむしろ少なく、様々な音が存在する中で話声を聞き取る場面のほうが多い（図5）。学校や幼稚園・保育園での集団生活において、教室内では複数の話声が行き交うのが常であるし、椅子や机を動かしたときに生じる音、児童・生徒が行動することで発生する様々な音など、話声以外の音も多い。そのような環境下で教師や特定の児童・生徒の話声を抽出して聞き取るという作業は、高度な聴覚機能を使うことになる。体育の授業、運動会、校外学習といった屋外での活動の際には、音の方向の検知、音の移動の認識が必要である。就労となると雑音が多い環境で音声を聞き取らなければならない職場もあれば、会議という場面に遭遇することもある。

　両側性難聴だけでなく、一側性難聴の場合も会議での会話の聞き取りは不利である。それは、片耳だと発言者の位置がわかりにくく、複数名が同時に話すと聞き取りにくいからである。レストランやスーパーなどで、バックグラウンドで音楽が流れていたり、大勢の客がいて話声が飛

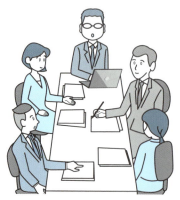

図5 様々な音が存在する場面の例

び交っていたりするような場合，あるいは静かなレストランでも複数名で会食するような場合などは，両耳で聞くことで必要な情報を選び取ることができる。両耳聴が効力を発揮しているのである。

　このように実生活における「聞こえ」のQOLの観点から，両耳聴は非常に重要であると言える。

文献
1) 太田文彦：両耳合成能と両耳分離能．日耳鼻会報．1966;69(3sup):27-50．
2) 太田文彦：両耳聴検査の意義．図説耳鼻咽喉科NEW APPROACH 聴覚情報処理とその異常．神崎　仁，編．メジカルビュー社，1996，p88．
3) 加我君孝：方向感検査の臨床応用．耳鼻臨床．1999;92(12):1263-79．
4) 野村恭也，加我君孝：聴覚伝導路と聴皮質中枢．新耳鼻咽喉科学．改訂11版．切替一郎，原著．野村恭也，監．加我君孝，編．南山堂，2013，p42-4．
5) Moore DR: Anatomy and physiology of binaural hearing. Audiology. 1991;30(3):125-34. PMID: 1953442

一側性高度難聴に対する補聴方法について

神田幸彦, 古賀 涼

はじめに

　一側性高度難聴は「良聴耳：正常，患側の不良聴耳：70dB以上」と定義される。一側性高度難聴のハンディキャップとして，両耳聴の活用や頭部陰影効果の欠如，毎日の聞こえの状況での困難性（雑音下など），音源定位の困難［小児や交通状況（☞ **47頁**参照）］，難聴耳での聞こえの悪さなどが挙げられている。まず補聴器の装用については，片方の耳が聞こえない，生活や学校で困っている，なんとかしてほしいと願っている患者が対象である。「良聴耳で聞こえるから大丈夫」，「間に合っています」，「困難性はありません」という患者に対しては無理強いをしない。一般的に医療機関に相談を受けに足を運ぶ患者は，困っているからこそ受診する場合が多い。

補聴方法の考え方

小児の場合

　小児は保護者が希望した場合は早めに補聴器を装用する場合もある

が，一般的には経過観察が多い。片方が正常であればそのまま言語を獲得していく。経過をみながら発達検査や構音検査を加えていき，遅れが出てくるようであれば早めに補聴器を適合している。その際に補聴器を適合するかどうかの指標となりやすいのは，PVT-R絵画語い発達検査や構音検査などである。小児軽度中等度難聴の補聴器助成を活用して適合していく（地域により助成が出る場合と出ない場合がある）[1]。新生児聴覚スクリーニングからの早期診断により，遺伝子検査や画像検査および聴覚検査などで重度難聴が診断されたり，雑音下聴取や離れた場所での音声が聞き取りにくいなどの症状があったりすれば，早期適合する場合もある（家族や養育者の希望がある場合）。新生児聴覚スクリーニングや出生後の検診で発見されることも多いが，家族の希望もなく，本人が「試してみたい」と言えないうちは経過観察を3～（長くても）6カ月に一度行いながら試聴時期を検討する。決して「片方が聞こえているから大丈夫」と告げないほうがよい。進行する場合や言語発達が遅れてくるケースが存在するからである。本人が「試してみたい」と言える年齢であれば積極的試聴を勧めている。

成人の場合

70dB以上あればハンディキャップは十分にあり，本人も自覚しているので勧めてみる。「片方で間に合っています」「不要です」という患者には無理強いはしない。難聴があり困っているから医療機関に来ているわけで，他の治療で改善ができないかどうかは厳密に見極める必要がある。一側性難聴者（児）への補聴器の効果としては，両耳聴による①会議やテレビ試聴など離れた場所からの聞こえが改善，②グループ会議やパーティー，宴会など雑音下での聴取が改善，③危険な音源からの方向性改善などであるが，加重効果やスケルチ効果（☞第1章参照）に伴う④音楽の聴取のしやすさ，⑤カラオケなど歌唱のしやすさなども効果のひとつである。困っている人がいて本人が「試してみたい」と言う場合

は積極的試聴が勧められる。必ず試聴が重要で，日常生活の中での試聴で「片耳が聞こえているからいらない」と気づいたり，費用対効果でそこまでしなくても大丈夫という人もいるため，いきなり購入を勧めるのではなく1～3カ月程度試聴する。

補聴器の選択

補聴器の選択には注意を要する。片方が正常耳である場合，「正常耳に近い優れた機能を持つ」補聴器が必要である。補聴器の性能が悪かったり，補聴器について詳しくない人が勧めたり適合したりした場合には聞こえに左右差がありすぎて常時装用に至らないケースが多い。特に雑音下などでは性能の悪い補聴器を装用した場合，補聴器側の聞こえが正常耳を邪魔したりして，装用が逆に聞こえにくさにつながる場合があるため注意が必要である。

最新の機能を搭載した補聴器で，①雑音抑制装置（ノイズリダクション），②音声強調処理（スピーチエンハンサー），③3Dで立体的に聞きやすいもの，④AI補聴器による自動環境適応機能などが内在されているものであれば，試聴を継続でき，効果が上がるチャンスは拡大する。筆者らは，これら①～④を示した図1のような補聴器の試聴を勧めて

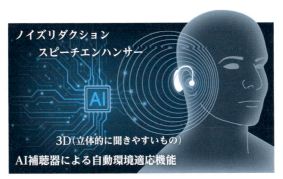

図1　最新の機能を搭載した補聴器

いる。残聴があってダイナミックレンジ（最小可聴値と不快レベルの幅）が残っていれば，たとえ高度難聴でも十分に活用できる人もみられる。

一側性難聴の補聴器適合方法

　一側性難聴の補聴器適合は，両側性難聴と比較して難しい。片方の耳が正常であるため正常耳の聞こえに近く，より良く適合できる技術が求められるからである。また一側性難聴では特にクロスヒアリングが生じやすいため，純音聴力検査の閾値だけではなく挿入型イヤホンによる測定情報が有用である。筆者はこれまで挿入型イヤホンによる補聴器適合をベースに『補聴器適合検査の指針（2010）』[2]（表1）を活用して補聴器診療を行ってきた。『補聴器適合検査の指針（2010）』に記載されている挿入型イヤホンを用いた測定はヘッドホン測定と比較して，①鼓膜に近いところで音を提示するため外耳道容積の個人差が小さい，②両耳間移行減衰量が大きく，マスキングの必要性が少ないかマスキング音のレベルを低くすることができる，また両耳間のクロスヒアリングが少ないため，マスキングがそれほど必要ない，すなわちマスキングの影響を考えなくて済む，③ヘッドホンが装着しにくい頭の小さな子どもでも測定できる，④ヘッドホンで耳介を押さえないため外耳道の変形を防ぐ

表1　補聴器適合検査の指針（2010）実施検査内容

（1）語音明瞭度曲線または語音明瞭度の測定
（2）環境騒音の許容を指標とした適合評価
（3）実耳挿入利得の測定（鼓膜面音圧の測定）
（4）挿入型イヤホンを用いた音圧レベル（SPL）での聴覚閾値・不快レベルの測定
（5）音場での補聴器装用閾値の測定（ファンクショナルゲインの測定）
（6）補聴器特性図とオージオグラムを用いた利得・装用閾値の算出
（7）雑音を負荷したときの語音明瞭度の測定
（8）質問紙による適合評価

（1），（2）は必須検査，（3）～（8）は参考検査　　　　　　　　（文献2より引用改変）

ことができる，⑤ルームノイズを軽減できる，など多くの利点がある[2]。一側性難聴の場合の最大の利点は②である。

　一般的にはヘッドホンオージオグラムの測定結果をPCに入力しNAL-NL1/2，DSL，自社ソフトなどのフィッティングソフトウェアを用いて認定補聴器技能者が適合するわけであるが，それでできた補聴器特性曲線の結果を個々のインサートイヤホン検査によるダイナミックレンジと照らし合わせて微調整をするとよい。その適合した補聴器の最大出力音圧レベルが不快レベルを超えないようにすることが，患者（児）の音響外傷による聴力進行を予防するためにも重要である。一側性難聴では特にクロスヒアリングが生じやすいため，純音聴力検査の閾値だけではなくこのような挿入型イヤホンによる測定情報はより良い補聴器適合のために重要である[3]。

　適合後は試聴期間において『補聴器適合検査の指針（2010）』の中の装用閾値（ファンクショナルゲイン）や語音明瞭度の測定，雑音下語音明瞭度測定，環境騒音の許容を指標とした適合評価を行っていく[2]。ただし，一側性難聴の場合，良聴耳が正常のため良聴耳に聞こえてしまい補聴器の効果判定がきわめて難しいケースが多い。そのため，一般的に厳しめの条件（たとえば前方スピーカーや左右に設置したスピーカーを用いた雑音下語音明瞭度や小さい音圧での明瞭度など）の検査を「補聴器なしとあり」の状態で行うと，有用性が得られやすい。本人の使用感，満足度，質問紙評価なども重要である。米国では一側性難聴の適応目的に語音明瞭度を検査する際には，40dB（50dBSPL）のスピーチノイズを良聴耳に挿耳型イヤホンを用いて提示している報告がある[4]。

一側性難聴の補聴方法

通常の補聴器

　高度難聴の場合はRIC型あるいは通常の耳掛け型が適合されやすい。

高度〜重度難聴，70〜90dB程度になってくるとイヤーモールドが必須となる。また最新の補聴器にはスマートフォンとワイヤレス接続でき電話や音楽，動画を直接Bluetooth®で聞くことができるため，一側性難聴患者(児)のリハビリテーション目的として，不良聴耳(聞こえない耳側)のみに音を届けられる点で有効な場合がある。この方法は一側性難聴人工内耳患者(児)にも有効である。

CROS (クロス)補聴器 (contralateral routing of signals hearing aid) (図2)

聴力が90dB以上で，上記の挿入型イヤホンによる検査でダイナミックレンジが残存していない患者に対しては，CROS補聴器システムを適合するケースがある。これは聞こえない耳側(不良聴耳)にクロス(送信機)を，反対側(良聴耳)に補聴器を装用し送信機が集音した音を良聴耳の補聴器にワイヤレスで飛ばす補聴器である。ただし，両耳聴のメリットを具現するものではなく，通常の補聴器が適合しにくいため，重度難聴で人工内耳を希望しない患者の救済の選択肢のひとつとして位置づけられる。なお，非対称性難聴患者においては，補聴器を装用する良聴耳が聴力正常ではなく，軽度〜中等度程度の感音難聴があるため(図2，聞こえるが難聴がある耳)，CROS補聴器は雑音下の聞き取りにおいて困難がある場合が多い(☞12章参照)。

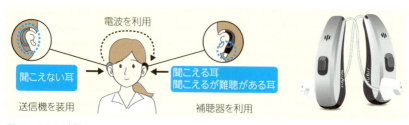

図2　CROS補聴器

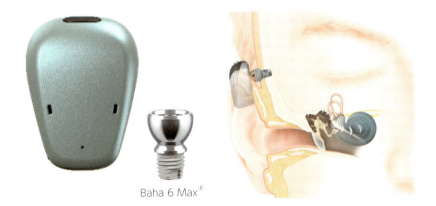

Baha 6 Max®

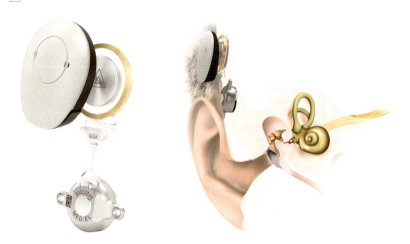

図3 Baha®，BONEBRIDGE®
A：Baha®（資料提供：日本コクレア）
B：BONEBRIDGE®（能動的骨導インプラント）（資料提供：MED-EL Japan）

骨固定型補聴器（Baha®システム）[5]（図3A），BONEBRIDGE®（図3B）

骨導インプラントに含まれ，手術が必要になる。埋め込まれたインプラントを通して不良聴耳側の音を集音して反対側（良聴耳）に骨導で届けるシステムである。Baha®とBONEBRIDGE®の違いは，Baha®は体外部のサウンドプロセッサが振動することによる骨伝導であるが，BONEBRIDGE®は体外部で電磁信号に変換して伝送し，側頭部の振動子を振動させるものである。

人工内耳（図4）

人工内耳は，手術で蝸牛に埋め込む受信装置（インプラント部）と，マイクで集音して耳内のインプラントへ送る体外部（耳掛け式補聴器に似たものと，側頭部に取り付けるコイル一体型のものがある）からなる。マイクで集めた音は電気信号に変換され，送信コイルを介して耳介の後ろ（側頭部）に埋め込んだ受信装置（送信コイルと磁石で接している）へ送られる。そして，蝸牛に埋め込んだ電極から聴神経を介して脳へ送られ，音として認識されるという仕組みである。一側性高度感音難聴で人工内耳を勧める前に，補聴方法の①補聴器，②CROS補聴器の試聴は必ず行っておきたい。

非対称性難聴の補聴方法

非対称性難聴の場合も，補聴方法はほとんど同じである。この場合は両耳聴のために良聴耳にも補聴器が必要であるが，考え方は一耳一耳同じであり，根本的な考えは変わらない。左右別々の一耳ずつの適合が重要であり，左右の挿入型イヤホンによる検査，左・右・両耳の3パターンの装用閾値や語音明瞭度検査などを行いながら最適な補聴器適合につなげていく。

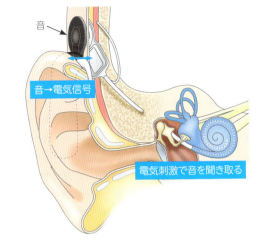

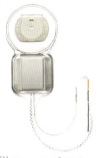

Nucleus® Profile™ Plus インプラント

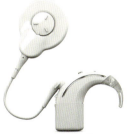

Nucleus® 8 サウンドプロセッサ

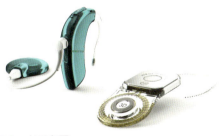

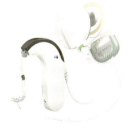

図4 人工内耳
A：インプラントシステム
B：インプラント，Nucleus® 8サウンドプロセッサ（資料提供：日本コクレア）
C：Naida CI M90 サウンドプロセッサ（資料提供：日本光電）
D：EAS人工内耳システム（資料提供：MED-EL Japan）

聴力によっては左右の装用閾値を同じレベルにできないことも多いが，両耳聴で片耳だけよりも改善されれば患者の満足度は高い。多くの症例を経験して，微調整のためのさじ加減を，良くなった患者からフィードバックすることが大切である。

文献

1) 日本耳鼻咽喉科頭頸部外科学会・日本臨床耳鼻咽喉科医会合同委員会福祉医療・乳幼児委員会：令和2年度軽度・中等度難聴児に対する補聴器購入費用助成制度の地域差に関する調査報告．令和3年6月．
[https://www.jibika.or.jp/uploads/files/committees/fukushi_joseiseido.pdf]
（2025年2月5日閲覧）

2) 小寺一興，細井裕司，真鍋敏毅，他：補聴器適合検査の指針（2010）について．Audiol Jpn. 2010;53(6):708-26.

3) 富澤晃文，城間将江：乳児期の難聴児に対する補聴器フィッティング．こどもの難聴診療マニュアル．福島邦博，神田幸彦，編著．日本医事新報社，2024, p69-86.

4) Park LR, Griffin AM, Sladen DP, et al:American Cochlear Implant Alliance Task Force Guidelines for Clinical Assessment and Management of Cochlear Implantation in Children With Single-Sided Deafness. Ear Hear. 2022;43(2):255-67. PMID: 35213890

5) 岩崎　聡：埋め込み型骨導補聴器（BAHA）の原理と器機．ENTONI. 2007;74(増大号):90-4.

一側性難聴の
ガイドラインについて

樫尾明憲

　東京大学医学部附属病院 耳鼻咽喉科・頭頸部外科の山岨達也教授（現：名誉教授）を主任研究者として2020〜2022年度にわたり，AMED研究「全国調査による一側性聴覚障害者の実態把握および診断・治療指針の作成に関する研究」が行われた。その中で診断・治療指針の作成に向けていくつかのCQを掲げ，文献的なレビューを行った。その内容について紹介する。

　レビューでは以下の項目を検討した。

CQ1．　一側性感音難聴に特徴的な所見を示す検査は何か？

CQ2．　一側性感音難聴を来す疾患

CQ3．　一側性感音難聴はQOLを低下させるか？

CQ4．　一側性感音難聴の治療はQOLを改善するか？

CQ5．　気導補聴器は一側性感音難聴またはAsymmetric Hearing Lossに有効か

CQ6．　CROS補聴器は一側性感音難聴またはAsymmetric Hearing Lossに有効か

CQ7．　Bahaは一側性感音難聴に有効か

CQ8．　人工内耳は一側性感音難聴に対する効果を認めるか？

先天性と後天性で差はあるか？

CQ9.　それぞれの治療の長所と短所は何か

CQ10.　一側性難聴に対する上記以外の対処法はあるか

CQ11.　一側性難聴に対する人工内耳の耳鳴への効果はどうか？

CQ12.　一側性難聴の治療でcost-utility ratioは上昇するか？
　　　　小児と成人の効果の差はあるか？

　各項目のレビューについて，要点を抜粋して簡単に解説する。引用文献はすべてを掲載すると膨大となるため，代表的なものを抜粋したことに留意頂きたい。

CQ1.　一側性感音難聴に
　　　特徴的な所見を示す検査は何か？

　両耳聴と片耳聴で特徴的な違いを生ずる検査として，片側への提示に比べて両耳への純音または雑音提示の閾値が低下する〔加重効果（binaural summation）〕[1]，正答率の低下を認める雑音下聴取検査[2]および方向感検査[3]といったものがある。画像的な評価としてはPET・fMRIがあり，音刺激に対する聴覚野の賦活パターンが正常聴力者では対側優位となるのに対して，一側性難聴者では対側優位脳賦活の消失を認め，両側の聴覚野が賦活する（図1）[4]。

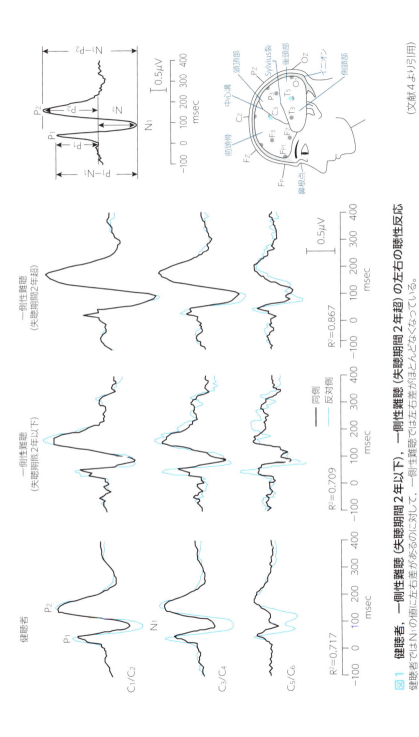

図1 健聴者、一側性難聴（失聴期間2年以下），一側性難聴（失聴期間2年超）の左右の聴性反応
健聴者ではN₁の値に左右差があるのに対して，一側性難聴では左右差がほとんどなくなっている。

（文献4より引用）

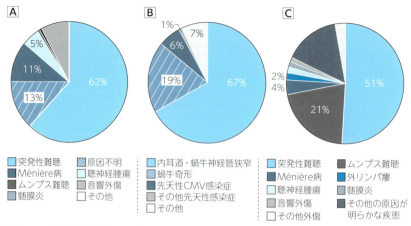

図2 一側性感音難聴の原因
A：成人における全重症度の一側性感音難聴の原因
B：小児先天性疾患内訳（原因が判明したもののみ）
C：小児後天性疾患内訳（原因が判明したもののみ）
CMV：サイトメガロウイルス

（文献5より改変）

CQ2. 一側性感音難聴を来す疾患

一側性感音難聴に多い疾患として，Ménière病，音響外傷，急性感音難聴（ムンプス難聴，Ramsay Hunt症候群など原因が明らかなもの，ならびに突発性難聴），聴神経腫瘍，外リンパ瘻，側頭骨骨折，内耳奇形，内耳道奇形などがある（図2）[5]。一方，両側性感音難聴の病態を呈しやすいものには，薬剤性難聴（アミノ配糖体など），雑音性難聴，特発性両側性難聴，加齢性（老人性）難聴・遺伝性難聴などがある。

信州大学の12年間にわたる小児一側性難聴症例の検討[6]では，内耳奇形，内耳道奇形，ムンプス難聴，先天性サイトメガロウイルス（CMV）感染症，髄膜炎，突発性難聴，auditory neuropathy spectrum disorder（ANSD），内リンパ水腫が原因として同定された。

前述のAMED研究[5]では成人において，疾患別では突発性難聴，Ménière病の順に多く（図2A），年代との関連ではMénière病は40～

70代で，聴神経腫瘍は40〜60代で，ムンプス難聴と音響外傷は20〜30代で，それぞれ多かった。重症度は，突発性難聴において高く，Ménière病では高い人は少なかった。聴力型では水平型が最も多く，高音障害型，低音障害型と続き，疾患別では聴神経腫瘍に高音障害型が多く，Ménière病では低音障害型と高音障害型が相半ばした。小児においては，先天性難聴が半数弱，後天性難聴が半数強であった。先天性難聴例の受診時期は0歳が最多で，6〜7歳がそれに次いだ（図2B）。重症度では，約半数が重度難聴であり，蝸牛神経管・内耳道狭窄が最多で，蝸牛奇形がそれに次いだ。後天性難聴例の受診時期は6〜10歳が多かった。半数が重度で，中等度，高度と続いた。頻度は突発性難聴，ムンプス難聴の順であった（図2C）。

CQ3. 一側性感音難聴はQOLを低下させるか？

Rolandら[7]のシステマティックレビューや，Ronnerら[8]の報告ではPedsQLなどのQOLの評価で，正常聴力の小児と比較して，一側性難聴児のQOLスコアが有意に低下していたことが示されており，一側性難聴の小児は，正常聴力の小児と比較してQOLが低いことが示唆されている。一方，成人においては，その報告数は少なく，Nordvikら[9]が一側性難聴の成人では社会生活についてのQOLが一般成人より有意に低くなることを示すなど一側性感音難聴がQOLを低下させる可能性はあるものの，十分なエビデンスがあるとは言えない。

CQ4. 一側性感音難聴の治療はQOLを改善するか？

Benchetritら[10]は軽度〜中等度の一側性難聴（25〜59dB）の小児で，補聴器装用時のQOLのスコアは非装用時のスコアと比較して，有意に高かったことを報告している。Hamptonら[11]は，成人を対象とした一

側性感音難聴に対する骨導インプラントによるQOLの評価のシステマティックレビューとメタ解析を行い，骨導インプラントにより聴覚関連のQOLの有意な改善を認めたが，全般的なQOLでは有意な改善を認めなかったことを報告している。van Zon Aら[12]やSampathkumarら[13]は，一側性感音難聴の成人に対する人工内耳埋め込み手術の効果についてシステマティックレビューを行い，聴覚に関するQOLの評価であるSpeech, Spatial and Qualities of Hearing Scale（SSQ）では有意な改善を認めているが，全般的なQOLの評価であるHealth Utilities Index Mark（HUI3）では有意な改善は少ないとしており，一側性感音難聴に対する人工内耳の効果を支持するハイレベルなエビデンスはまだないとされている。

CQ5. 気導補聴器は一側性感音難聴または Asymmetric Hearing Lossに有効か

気導補聴器によって，音源定位は，成人では改善することが多いとする報告がある[14, 15]。小児では，年齢によって効果に差があり，低年齢で改善がみられた[16]。雑音下の聴取は条件により様々であり，著明に改善したという報告は少ないが，軽中等度難聴児を対象としたクロスオーバーRCTでは改善を認めたと報告されている[10]。QOLの観点からみると，有意な音源定位や雑音下聴取の改善がない場合でもQOLの改善や高い満足度が得られたという報告はあり，気導補聴器には一定の効果が期待できると言える[10, 17]。

CQ6. CROS補聴器は一側性感音難聴または Asymmetric Hearing Lossに有効か

CROS補聴器（contralateral routing of signals hearing aid）に

関して骨導補聴器や人工内耳と比較するRTCやクロスオーバー試験が組まれ[18, 19]，CROS補聴器はヘッドバンド型骨導補聴器よりは優れ，埋め込み型骨導補聴器（bone-anchored fearing aid：Baha®）や人工内耳より雑音下聴取，音源定位とも劣るとされた。QOLに関しては高評価で，手術が不要で手軽なことがその要因として挙げられる。またCROS補聴器の利点として，職務上難聴耳側を使わねばならない患者の満足度が高い点が挙げられる[20]。

CQ7. Bahaは一側性感音難聴に有効か

骨固定型補聴器（Baha®システム）の効果は，雑音下においては，音声信号および雑音負荷の提示位置によって異なる成績が報告されている。具体的には，音声シグナルが正面またはBaha®側，雑音負荷が良聴耳側の場合で信号対雑音比（signal-to-noise ratio：SN比）や語音聴取の改善を認める報告が多いが[21]，音声シグナルが正面，雑音負荷がBaha®側の場合，SN比や語音聴取は悪化するという報告[22]が多い。

音源定位に関しては，Baha®は水平面の音源定位に有意な改善は認めないとする報告[19]がほとんどである。Baha®装用者はQOLや音声理解などの改善を自覚しているとする報告[23]が多く，毎日装用・長時間装用している割合も多い[22]。

CQ8. 人工内耳は一側性感音難聴に対する効果を 認めるか？ 先天性と後天性で差はあるか？

Dhanasinghらのレビューでは，成人一側高度・重度難聴（single-sided deafness：SSD）および小児SSDに対する人工内耳手術により，雑音下聴取，方向感，耳鳴，そしてQOLが有意に改善したことが報告され[23]，人工内耳手術の有効性がCROS補聴器や骨導デバイスより良好であっ

たこと，成人SSDでは失聴期間が長くても有効であったことが報告された。Tokitaらのレビューでも同様に改善が報告されたが，方向感に関しては言語獲得前（pre-lingual）／言語獲得途上（peri-lingual）のSSDでは改善しなかったことが報告された[24]。人工内耳手術時の年齢の影響については，3歳までの人工内耳手術の実施が強く推奨された[25]。また，Rauchらの論文では，サイトメガロウイルス（CMV）感染を原因とする先天性SSDに対する人工内耳手術の成績は不良であったことも併せて報告され[26]，先天性の場合は年齢，疾患要因によって効果が低いことがあることに注意が必要である。

CQ9. それぞれの治療の長所と短所は何か

　一側性難聴の治療方法としてのCROS補聴器，Baha®，人工内耳について，文献的に比較検討した（表1）。CROS補聴器は手術の必要性がないため低侵襲であり，一側性難聴の患者が比較的使用しやすいという長所がある一方，良聴耳に閉塞型耳栓を装着することになるため患者が不快感を示すことがしばしばある[27]。CROS補聴器とBaha®は難聴側の蝸牛を活用できないため，雑音下聴取や音源定位の改善は高くない

表1　CROS補聴器，Baha®，人工内耳の長所と短所

	長　所	短　所	その他
CROS補聴器	手術が必要ない	健側耳にも装用する必要がある	健側で音を聴取するため，雑音下聴取，音源定位の改善効果は少ない
Baha®	手術的侵襲は少ない	頭部画像撮影に影響がある	
人工内耳	難聴側からの聴取が可能で 　雑音下聴取 　方向感の向上 が最も期待できる	術後成績はリハビリテーションに依存 　費用が高い 　頭部画像撮影に影響がある	手術的加療が必要

と言われている[28]。それに対して，人工内耳は両耳聴を実現し，音源定位や雑音下聴取の改善が期待できる。ただし，人工内耳の聴取能は手術後のリハビリテーションに大きく依存しているため，患者がリハビリテーションに意欲的でない場合は高い治療効果は期待できない[27]。人工内耳や手術加療を要するBaha®については，今後の放射線検査における撮像範囲に制限が加わることも考慮しなければならない。

CQ10. 一側性難聴に対する上記以外の対処法はあるか

　一側性難聴に対する補聴器，骨導デバイス，人工内耳以外の対処方法についてレビューを行った。Krishnanら[29]やNúñez-Batallaら[30]は一側性難聴のシステマティックレビューの中で，ワイヤレス補聴援助システムは静寂下でも雑音下でも聴取能が改善し（図3）[31]，従来の補

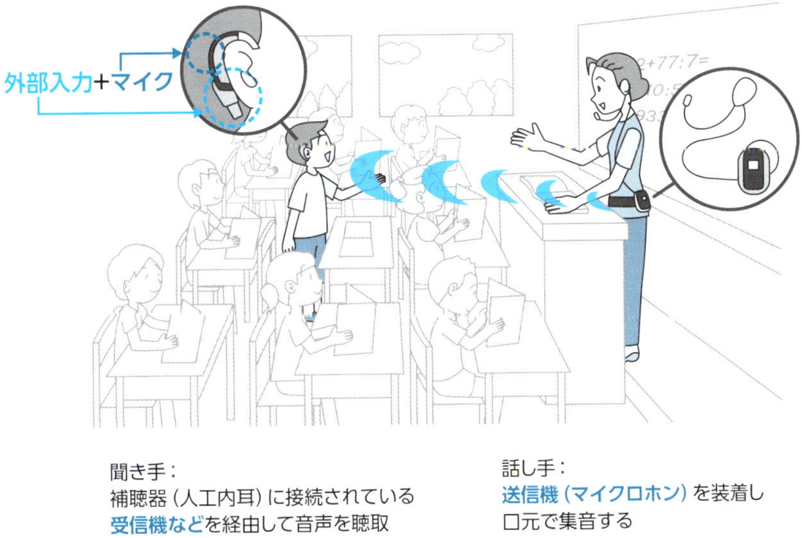

外部入力＋マイク

聞き手：
補聴器（人工内耳）に接続されている
受信機などを経由して音声を聴取

話し手：
送信機（マイクロホン）を装着し
口元で集音する

図3　教室でのリモートマイクの使用イメージ
（文献31より転載，フォナック補聴器提供資料を参考に作成）

聴器やCROS補聴器よりも効果が高いと報告している。学習において
はクラス内の座席の位置も重要であることが報告されている[32]。また，
親の患児への関わり方に対する介入を行ったところ，音声に対する反応
が向上したとの報告もあり[33]，特に小児においては親も含めた継続的な
情報提供および支援が重要である[34]。

CQ11. 一側性難聴に対する人工内耳の耳鳴への効果はどうか？

　一側性難聴に対する人工内耳は，耳鳴に対して多くの論文で有効性が
報告されている[35]。人工内耳の効果を補強する研究として，人工内耳の
対照群としてCROS補聴器，骨導デバイスを設定したPetersらの研究
が挙げられる[36]。術後6カ月までの評価ではあるが，Tinnitus Hand-
icap Inventory（THI）スコアは人工内耳群のみで改善したと報告して
いる[36]。一方で，Seoらは，人工内耳とmiddle ear implantでは術後
6カ月のTHIスコアの差はなかったと報告している[37]。ただし，手術の
長期経過に関する研究や耳鳴の性状と人工内耳の効果についての先行
研究はなく，耳鳴改善を目的とした人工内耳埋め込み術の適応は慎重に
行うべきである。

CQ12. 一側性難聴の治療でcost-utility ratioは上昇するか？　小児と成人の効果の差はあるか？

　Dhanasinghら[23]のレビューやMarxら[38]のRCTの論文で，成人
SSDに対してCROS補聴器や骨導デバイスと比較して，人工内耳埋め
込み術が最も有効性が高かったことが報告された。小児SSD／AHLに
対する人工内耳埋め込み術に関する8論文でquantitative analysis，
2論文でfixed-effect meta-analysis，6論文でrandom-effects

meta-analysisを実施して，random-effects meta-analysisでは人工内耳埋め込み術と骨導デバイスによりQOLが有意に改善したこと，特に人工内耳埋め込み術では改善度が大きかったことが報告された[36]。

文献

1) Hirsh IJ：Binaural summation；a century of investigation. Psychol Bull. 1948；45(3)：193-206. PMID: 18869062

2) Sargent EW, Herrmann B, Hollenbeak CS, et al：The minimum speech test battery in profound unilateral hearing loss. Otol Neurotol. 2001；22(4)：480-6. PMID: 11449104

3) Reeder RM, Cadieux J, Firszt JB：Quantification of speech-in-noise and sound localisation abilities in children with unilateral hearing loss and comparison to normal hearing peers. Audiol Neurootol. 2015；20(Suppl 1)：31-7. PMID: 25999162

4) Eggermont JJ：Acquired hearing loss and brain plasticity. Hear Res. 2017；343：176-90. PMID: 27233916

5) Koyama H, Kashio A, Nishimura S, et al：Etiology, severity, audiogram type, and device usage in patients with unilateral moderate to profound sensorineural hearing loss in Japan. J Clin Med. 2023；12(13)：4290. PMID: 37445325

6) 岩﨑　聡：聴覚に関わる社会医学的諸問題「一側性難聴の臨床的諸問題」. Audiol Jpn. 2013；56(4)：261-8.

7) Roland L, Fischer C, Tran K, et al：Quality of life in children with hearing impairment：systematic review and meta-analysis. Otolaryngol Head Neck Surg. 2016；155(2)；208-19. PMID: 27118820

8) Ronner EA, Benchetrit L, Levesque P, et al：Quality of life in children with sensorineural hearing loss. Otolaryngol Head Neck Surg. 2020；162(1)：129-36. PMID: 31684823

9) Nordvik Ø, Heggdal POL, Brännström JK, et al：Quality of life in persons with hearing loss：a study of patients referred to an audiological service. Int J Audiol. 2019；58(11)：696-703. PMID: 31195860

10) Benchetrit L, Stenerson M, Ronner EA, et al：Hearing aid use in children with unilateral hearing loss：A randomized crossover clinical trial. Laryngoscope. 2022；132(4)：881-8. PMID: 34415079

11) Hampton T, Milinis K, Whitehall E, et al：Association of bone conduction devices for single-sided sensorineural deafness with quality of life：A systematic review and meta-analysis. JAMA Otolaryngol Head Neck Surg. 2022；148(1)：35-42. PMID: 34647990

12) van Zon A, Peters JP, Stegeman I, et al：Cochlear implantation for patients with single-sided deafness or asymmetrical hearing loss：a systematic review of the evidence. Otol Neurotol. 2015；36(2)：209-19. PMID: 25502451

13) Sampathkumar R, Kaehne A, Kumar N, et al:Systematic review of cochlear implantation in adults with asymmetrical hearing loss. Cochlear Implants Int. 2021;22(6):311-29. PMID: 34126876

14) Mondelli MFCG, Santos MMD, Feniman MR:Unilateral hearing loss: benefit of amplification in sound localization, temporal ordering and resolution. Codas. 2019;32(1):e20180202. PMID: 31721925

15) Zavdy O, Fostick L, Fink N, et al:The Effect of hearing aids on sound localization in mild unilateral conductive Hearing Loss. J Am Acad Audiol. 2022; 33(6):357-63. PMID: 35777670

16) Johnstone PM, Nábělek AK, Robertson VS:Sound localization acuity in children with unilateral hearing loss who wear a hearing aid in the impaired ear. J Am Acad Audiol. 2010;21(8):522-34. PMID: 21034699

17) Priwin C, Jönsson R, Hultcrantz M, et al:BAHA in children and adolescents with unilateral or bilateral conductive hearing loss: a study of outcome. Int J Pediatr Otorhinolaryngol. 2007;71(1):135-45. PMID: 17092570

18) Leterme G, Bernardeschi D, Bensemman A, et al:Contralateral routing of signal hearing aid versus transcutaneous bone conduction in single-sided deafness. Audiol Neurootol. 2015;20(4):251-60. PMID: 26021779

19) Mertens G, Gilles A, Bouzegta R, et al:A prospective randomized crossover study in single sided deafness on the new non-invasive adhesive bone conduction hearing system. Otol Neurotol. 2018;39(8):940-9. PMID: 30020266

20) 白石君男, 曽田豊二：一側性難聴者におけるCROS補聴器. 耳鼻と臨. 1990;36(3):408-15.

21) Willenborg K, Avallone E, Maier H, et al:A new active osseointegrated implant system in patients with single-sided deafness. Audiol Neurootol. 2022; 27(1):83-92. PMID: 33902037

22) Hol MK, Kunst SJ, Snik AF, et al:Bone-anchored hearing aids in patients with acquired and congenital unilateral inner ear deafness (Baha CROS): clinical evaluation of 56 cases. Ann Otol Rhinol Laryngol. 2010;119(7):447-54. PMID: 20734965

23) Dhanasingh A, Hochmair I:CI in single-sided deafness. Acta Otolaryngol. 2021;141(sup1):82-105. PMID: 33818261

24) Tokita J, Dunn C, Hansen MR:Cochlear implantation and single-sided deafness. Curr Opin Otolaryngol Head Neck Surg. 2014;22(5):353-8. PMID: 25050566

25) Thomas JP, Neumann K, Dazert S, et al:Cochlear implantation in children with congenital single-sided deafness. Otol Neurotol. 2017;38(4):496-503. PMID: 28288475

26) Rauch AK, Arndt S, Aschendorff A, et al:Long-term results of cochlear implantation in children with congenital single-sided deafness. Eur Arch Otorhinolaryngol. 2021;278(9):3245-55. PMID: 33079248

27) Hwa TP, Brant JA, Eliades SJ, et al:What is the right treatment for adults with unilateral deafness? Laryngoscope. 2021;131(11):2401-2. PMID: 33666257

28) Kim G, Ju HM, Lee SH, et al: Efficacy of bone-anchored hearing aids in single-sided deafness: A systematic review. Otol Neurotol. 2017;38(4):473-83. PMID: 28196001

29) Krishnan LA, Van Hyfte S:Management of unilateral hearing loss. Int J Pediatr Otorhinolaryngol. 2016;88:63-73. PMID: 27497389

30) Núñez-Batalla F, Jáudenes-Casaubón C, Sequí-Canet JM, et al:Early diagnosis and treatment of unilateral or asymmetrical hearing loss in children: CODE-PEH recommendations. Acta Otorrinolaringol Esp (Engl Ed). 2020;71(1):45-55. PMID: 30579510

31) 菅谷明子:環境調整指導のポイント. 福島邦博, 神田幸彦, 編著:こどもの難聴診療マニュアル. 日本医事新報社, 2024. p202.

32) Bagatto M, DesGeorges J, King A, et al:Consensus practice parameter: audiological assessment and management of unilateral hearing loss in children. Int J Audiol. 2019;58(12):805-15. PMID: 31486692

33) Glanemann R, Reichmuth K, Matulat P, et al:Muenster Parental Programme empowers parents in communicating with their infant with hearing loss. Int J Pediatr Otorhinolaryngol. 2013;77(12):2023-9. PMID: 24210293

34) Wiseman K, Sapp C, Walker E, et al:Comprehensive audiological management of hearing loss in children, including mild and unilateral hearing loss. Otolaryngol Clin North Am. 2021;54(6):1171-9. PMID: 34774229

35) Deep NL, Spitzer ER, Shapiro WH, et al:Cochlear implantation in adults with single-sided deafness: outcomes and device Use. Otol Neurotol. 2021;42(3):414-23. PMID: 33555747

36) Peters JPM, van Heteren JAA, Wendrich AW, et al: Short-term outcomes of cochlear implantation for single-sided deafness compared to bone conduction devices and contralateral routing of sound hearing aids-Results of a Randomised controlled trial (CINGLE-trial). PLoS One. 2021;16(10):e0257447. PMID: 34644322

37) Seo YJ, Kim HJ, Moon IS, et al:Changes in tinnitus after middle ear implant surgery: comparisons with the cochlear implant. Ear Hear. 2015;36(6):705-9. PMID: 26107004

38) Marx M, Mosnier I, Venail F, et al:Cochlear implantation and other treatments in single-sided deafness and asymmetric hearing loss: Results of a national multicenter study including a randomized controlled trial. Audiol Neurootol. 2021;26(6):414-24. PMID: 33789270

4

適応基準について

山崎博司

一側性高度難聴の発症時期と対象疾患について

　『一側性高度難聴に対する人工内耳適応基準（2024）』（日本耳科学会）では，後天性に発症した一側の高度または重度感音難聴（一側性高度難聴）を対象とする。一側性高度難聴は先天性に発症することもあり，後天性と同様に人工内耳の装用によって聞こえが改善する可能性がある。しかし，先天性の一側性高度難聴では患側に蝸牛神経低形成や内耳奇形を認める頻度が高く，これらの後天性とは異なる難聴の原因が人工内耳の効果に及ぼす影響に留意する必要がある。また，一度獲得した両耳聴効果が後天性に失われる場合と，生後一度も両耳聴を経験していない先天性の場合とでは，一側性高度難聴がQOLに与える影響が異なる可能性がある。そのため本適応基準では，まず後天性の一側性高度難聴を対象とし，先天性に関する適応基準は今後検討する方針とした（表1）。

表1　人工内耳適応基準の項目と概要

項　目	内　　容
対象疾患	後天性に発症した一側性高度難聴が対象。先天性の一側性高度難聴は病因や人工内耳の効果が異なるため本適応基準の対象としない。
難聴発症後の経過観察期間	聴力の固定化を評価するために3カ月，補聴器装用効果を評価するためにさらに3カ月を要するため，難聴発症後6カ月以上の経過観察期間が必要。ただし，髄膜炎や内耳炎後の難聴ではその限りではない。
対象年齢	一側性高度難聴や両耳聴効果を正確に評価するために，被検者の年齢は5歳以上が望ましい。年齢の上限は設けないが，高齢者では認知機能の評価を含めて通常の人工内耳よりも慎重な判断を要する。
非対称性難聴	良聴耳の聴力が正常である一側性高度難聴に加えて，より聴力が悪い非対称性難聴も本適応基準の対象とする(表2を参照)。
医療機関の必須条件	一側性高度難聴に関する補聴器の知識や臨床経験だけでなく両耳聴効果の評価検査法に関する知識が必要である。そのため，本適応基準を扱う人工内耳手術施設は，自施設または連携するリハビリテーション施設でこれらの検査を実施できることを必須条件とする。
医学的基準における聴力	一側性高度難聴では聴覚補償手段がいくつかあり，またその評価法が施設間で統一されていないため，臨床的に妥当と考えられる裸耳での聴力検査結果を医学的条件として用いた。語音聴力検査では子音および拗音など日本語単音節を広く評価できるiPad版日本語語音弁別検査(iCI-2004)の選択が望ましい。
耳鳴を有する一側性高度難聴に対する適応	人工内耳による耳鳴抑制効果に関する海外におけるエビデンスレベルの高さを考慮し，耳鳴を改善する目的で総合的に一側性高度難聴に対する人工内耳の適応を考慮することを本適応基準に含めた。他の非侵襲的治療が優先されるため，耳鳴改善目的の適応は慎重に判断すべき。

＊　語音聴取評価能検査CI2004(試案)より，単音節検査，単語検査(成人)，単語検査(小児)の標準化を行ったもの。

一側性高度難聴発症後の経過観察期間について

後天性に発症する一側性難聴の原因として，ムンプス難聴，突発性難

聴, Ménière病, 慢性中耳炎などがある。97%の突発性難聴は発症3カ月で聴力が固定化し, 3カ月以降は聴力改善を認めることはきわめて少ない[1]。また急性発症の感音難聴でも突発性難聴に準じて, 発症後3カ月以降は聴力改善を認めにくいとされ, 発症後3カ月が聴力的な後遺症が残存するかどうかの臨床的な目安となる。

発症後, 聴力が固定化した一側性高度難聴に対する聴覚補償として通常の気導補聴器やCROS補聴器(contralateral routing of signals hearing aid)が選択されるが, 補聴器の順応には時間がかかるため1～3カ月程度の試聴が望ましい。そのため, 本適応基準では難聴発症から6カ月以上経過し, 他の治療による聴力改善が見込めない症例を対象とした。ただし, 髄膜炎や内耳炎, 側頭骨骨折に伴う一側性高度難聴では, 時間経過とともに蝸牛内腔の線維化や骨化が進行し, 人工内耳の電極アレイ挿入が困難となる可能性が高いため, 必ずしも難聴発症後6カ月以上経過観察を行う必要はなく, 早めに行ってもよい。

対象年齢について

本適応基準では原則として5歳以上の症例を対象とした。これは, 一側性高度難聴および両耳聴効果を正確に評価するためには被検者がおおむね5歳以上であることが望ましいと判断したためである。

ムンプス難聴や髄膜炎, 先天性サイトメガロウイルス感染症に伴う難聴の場合, 5歳未満でも一側性難聴を発症しうるが, 特に良聴耳に何らかの難聴を認める症例では, 非良聴耳の聴力を早期に人工内耳で確保することが臨床上重要な場合も想定される。このような症例では聴性脳幹反応(auditory brainstem response：ABR)や聴性定常反応(auditory steady-state response：ASSR)を用いて他覚的に一側性高度難聴の診断がなされ, かつ各種検査で中耳疾患が否定された場合は一側性高度難聴側に対する人工内耳手術の適応を総合的に判断することがありうる。

また，本適応基準では年齢の上限は設けていない。ただし，良聴耳側で聴取する自然の音と，人工内耳を介して聴取する音の差を可能な限り小さくするためには，人工内耳の調整だけでなく患者側の順応力や学習効果も重要となる。そのため，特に高齢者では認知機能が十分保たれている必要があり，日常生活の中で両耳聴を必要とする場面がどの程度あるかも含めて，既存の補聴器と比較した人工内耳の優位性を慎重に判断する必要がある。

非対称性難聴について

　一側に高度感音難聴を有する症例における対側の裸耳聴力は，正常から聾まですべての重症度の難聴が想定される。このうち，対側の平均聴力が90dB以上，あるいは70dB以上90dB未満かつ最高語音明瞭度が50％以下の両側高度感音難聴者は，既存の小児あるいは成人人工内耳適応基準の対象となる。本適応基準の根拠となる先進医療B「一側性高度難聴に対する人工内耳挿入術」では良聴耳となる対側裸耳の平均聴力が40dB以下の難聴者を対象とし，一側性高度感音難聴に対する人工内耳の有用性が示された。

　ここで，既存の人工内耳適応基準と先進医療の間に位置する，非良聴耳に高度感音難聴を有し，良聴耳の裸耳聴力が40dBより大きい非対称性難聴患者は，先進医療の対象となった一側性高度難聴者よりも明らかに聴力が不良で人工内耳の効果が高いと判断し，本適応基準の対象に含めた。今後，本適応基準を改定する過程で，良聴耳の聴力が正常である一側性高度難聴と，良聴耳にも難聴を認める非対称性難聴とでは医学的条件を区別する可能があるため，医学的条件の中で一側性高度難聴と非対称性難聴を別項目とした（表2）。非対称性難聴については☞12章を参照されたい。

表2　一側性高度難聴と非対称性難聴の定義

	良聴耳の聴力	非良聴耳の聴力
一側性高度難聴	裸耳での聴力が25dB未満（正常聴力）	①裸耳での聴力が90dB以上の重度感音難聴 または ②裸耳での聴力が70dB以上90dB未満で，最高語音明瞭度が30%以下の高度感音難聴
非対称性難聴	裸耳での聴力が25dB以上90dB未満で，最良語音明瞭度が50%より良好な感音難聴	

医療機関の必須条件について

　一側性高度感音難聴に対する人工内耳に関しては，補聴器の知識や臨床経験だけでなく両耳聴効果の評価検査法に関する知識が必要となる。また，わが国における一側性高度難聴に対する人工内耳手術の症例数が十分ではないため，本適応基準に該当する人工内耳手術症例における日本語音声を含む両耳聴検査の知見を蓄積し，定期的に本適応基準を見直す必要がある。

　そのため，本適応基準を扱う人工内耳手術施設としては，雑音下語音聴力検査や方向感検査などの両耳聴効果を評価できる設備を有し，術前・術後にこれらの検査を施行できることを必須条件とした。地域によっては人工内耳手術施設と術後のリハビリテーションを施行する施設が異なることがあるため，施設間の連携によって人工内耳手術の術前・術後に上記の検査を施行することが可能であれば，医療機関の必須条件を満たすこととした。

医学的基準における聴力について

　本適応基準の医学的条件では，非良聴耳の補聴器装用効果に関する数値を含めず，裸耳での聴力検査結果のみを記載した。一側性高度難聴で

はCROS補聴器や通常の気導補聴器などいくつかの聴覚補償手段があり，評価方法も方向感検査，雑音下語音聴力検査，QOL評価などの複数の選択肢がある。しかし，人工内耳を装用する一側性高度難聴者ではこれらの検査結果の個人差が大きいことが知られており，さらに良聴耳のマスキング方法や提示音圧，雑音の提示方法などの検査条件が施設間で統一されていない現状を考慮し，非良聴耳の補聴器装用効果に関する医学的条件を科学的根拠に基づいて定めることは困難であると判断した。非良聴耳の裸耳における聴力基準は成人人工内耳適応基準と先進医療B「一側性高度難聴に対する人工内耳挿入術」の適応基準を参考に，現時点で最も臨床的に妥当と考えられる値に定めた。本適応基準における医学的条件は，わが国における症例とその検査結果に関する知見が蓄積される3年後に妥当性を検証し，必要時には見直すことが望ましい。

また，語音聴力検査では子音および拗音など日本語単音節を広く評価できる語音聴取評価検査iCI-2004の選択が望ましいと考える。

耳鳴を有する一側性高度難聴に対する人工内耳について

海外における一側性高度難聴に対する人工内耳に関する報告では，耳鳴に対する有用性が示されている[2]。わが国における人工内耳による耳鳴抑制効果の報告は少ないが，海外におけるエビデンスレベルの高さを考慮し，医学的条件の「その他考慮すべき事項」に耳鳴を改善する目的で総合的に一側性高度難聴に対する人工内耳の適応を考慮することを記載した。ただし，他の非侵襲的治療が優先されるため，耳鳴改善目的の人工内耳の適応は慎重に判断すべきである。

文献

1) 日本聴覚医学会，編：急性感音難聴診療の手引き 2018年版. 金原出版，2018.

2) Peter N, Liyanage N, Pfiffner F, et al：The Influence of Cochlear Implantation on Tinnitus in Patients with Single-Sided Deafness: A Systematic Review. Otolaryngol Head Neck Surg. 2019;161(4):576-88. PMID:31060475

5

海外からの報告

5 -1 人工内耳について

吉田忠雄

はじめに

　一側性難聴に対する初めての人工内耳手術は，耳鳴に対する治療の可能性のひとつとして，2003年にVan de Heyningらによりベルギーのアントワープで行われた。また，2005年にはドイツのコブレンツでJ. MüllerとR. Jacobによって，耳鳴のない一側性難聴例に対して初めて人工内耳手術が行われた。以来，成人だけでなく小児においても一側性難聴の治療法として人工内耳を評価するためのトランスレーショナルリサーチが行われている。2013年にはMED-EL社の人工内耳がCEマークを取得し，2019年には同じくFDAの承認を得ている（図1）[1]。現在，成人および小児の一側性難聴に対する人工内耳の装用効果，評

41

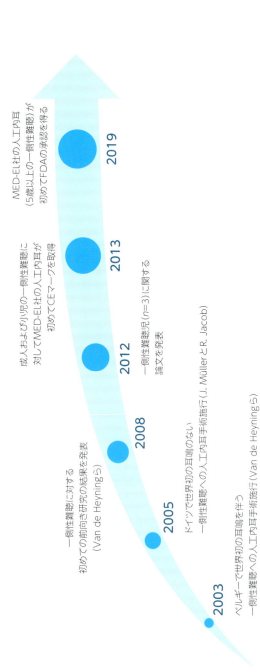

図1 一側性難聴に対する人工内耳発展の歴史

(文献1より改変)

価方法，長期経過などについて多くの報告が存在する。

成人の一側性難聴に対する人工内耳に関するメタアナリシス

　成人の一側性難聴に対する人工内耳に関するメタアナリシスが2023年に報告され，185件の全文評価が行われ，674症例を含む50件の論文が組み入れられている[2]。語音聴取の評価方法としては，Consonant-Nucleus-Consonant（CNC），Oldenburg Sentence Test（OLSA），Arizona Biologic Sentence Test（AzBio），Freiburg Monosyllabic Speech test（FBE），Bamford-Kowal-Bench（BKB），Leuven Intelligibility Sentences Test（LIST），Hearing in Noise Test（HINT）の順に使われる頻度が高かった。38件（76%）の報告（499症例）では各検査で静寂下および雑音下で語音聴取が評価され，主に人工内耳側（良聴耳をマスキングや耳栓，イヤーマフによる遮音や術後のダイレクト接続による）について検討されている。34件の報告で術後に語音聴取の有意な改善を認めたと報告している。耳鳴の評価にはTinnitus Handicap Inventory（THI），Tinnitus Questionnaire（TQ）が主に使用されている。21件（42%）の報告（369症例）で耳鳴の評価が行われ，一側人工内耳装用は有意に耳鳴を抑制したと報告されている［標準化平均差（SMD）−1.32，95%信頼区間（CI）−1.85〜−0.80］。音源定位の評価としてはRoot mean square（RMS）localization errorが用いられている。27件（54%）の報告（232症例）では一側人工内耳装用は有意に音源定位能を改善したと報告されている（SMD −1.13，95%CI −1.68〜−0.57）。QOLの評価はSpeech, Spatial and Qualities of Hearing Scale（SSQ），Nijmegen Cochlear Implant Questionnaire（NCIQ），36-Item Short Form Survey（SF-36）などがよく用いられている。22件（44%）の報告（422症例）では，一側人工内耳装

用は有意にQOLを改善したと報告されている（SMD 0.61，95％CI 0.42～0.80）。

一側性難聴例の現状

　米国では一側性難聴は10万人あたり12～27人存在し，年間6万人が新たに一側性難聴と診断されている。わが国の人口が米国の1/3程度とすると，わが国でも年間2万人程度が，毎年一側性難聴と新たに診断されている可能性がある。一側性難聴例では雑音下での空間認識やコミュニケーションに依存する仕事において，非常に問題を抱えている[3]。従来の治療法［補聴器やCROS補聴器（contralateral routing of signals hearing aid），骨導インプラント］ではある程度の聴取能の改善や良聴耳へのルーティングによる聴覚補償が可能であったが，有意な音源定位や聴取能の改善は困難であった。一側性難聴に対する人工内耳装用は上述のように非常に良好な成績を示しており，一側性難聴の治療の選択肢のひとつとして重要である。また，長期経過についても語音聴取や音源定位，自覚的な聴力改善が確認されており[4]，音源定位は5年にわたって有意な改善が続くという報告もある[5]。

人工内耳手術後非装用となった例

　一方で，一側性人工内耳装用例114人中5人（4.4％）で非装用となったとの報告もある。5人中4人は，人工内耳装用時の音の感じ方に関する非現実的な期待との乖離やリハビリテーションの負担が原因であったと報告されている[6]。非装用となる例は非常に少ないと考えられるが，術前の十分なカウンセリングと術後のリハビリテーションプログラムの充実も課題のひとつと考えられる。

-2 一側性高度難聴について

實川純人

一側性難聴の定義

WHOは，一側性難聴を「良聴耳側が純音聴力検査で平均20dB未満（500，1,000，2,000，4,000Hzの平均），不良聴耳側が35dB以上」と定義している[7]。これまでは良聴耳の聴力が25dB以下であれば「No or very slight hearing problem」とされてきたように，日常生活において支障は少ないと考えられてきたため，両側性難聴と比較して，頻度や病因について明らかとなっていない。しかし近年，一側性難聴の問題点の把握や治療および効果についての報告が増えている。

一側性高度難聴（SSD）

一側性高度難聴（single-sided deafness：SSD）は一側の高度〜重度の難聴で，対側の聴力は正常もしくは正常に近い聴力があると定義される。SSDは，先天性および乳幼児発症と成人発症で病因が大きく異なる。

小児のSSD

米国での報告によると，小児SSDの有病率は0.36％とされ[7]，原因としては蝸牛神経低形成（cochlear nerve deficiency：CND）（図2）が25〜48％と最も高頻度に認める[7〜10]。CNDの診断には画像検査が有用で，特にMRI検査が有用だと言われている[7]。

小児SSDにおいて次いで頻度の高い原因疾患は，先天性サイトメガロ

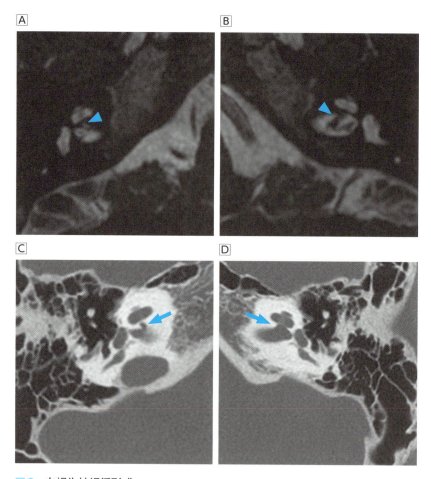

図2　右蝸牛神経低形成
上段：側頭骨MRI横断像（A：右側，B：左側）
下段：側頭骨CT横断像（C：右側，D：左側）
左側（B）では蝸牛神経（矢頭）が描出されるも，右側（A）でははっきりしない。
蝸牛神経管（矢印）は左側（D）と比較して右側（C）で狭窄を示す。

ウイルス（CMV）感染，ムンプス難聴と続く。先天性CMV感染は症候性，非症候性に区別され，非症候性CMV感染症に伴う感音難聴は両側性が多いとの報告もあるが[11]，75％が一側性であったとされる[12]。バルガンシクロビルによる治療により難聴の改善や進行抑制が期待でき

るため，新生児聴覚スクリーニング検査で，一側でもrefer（要再検査）であった際には，先天性CMV感染の可能性を疑い，検査をするべきである[13]。わが国でも新生児聴覚スクリーニング検査でreferであった際には，生後21日以内に尿を用いたCMV核酸検査を行うことが強く推奨され，症候性先天性CMV感染症に対してバルガンシクロビルが保険適用となっている。また遅発性難聴をきたすことが少なくないため[14]，定期的な聴覚管理が必要かつ重要である。

　また，一側性難聴が及ぼす小児への影響についての報告では，学校での成績が不良の傾向にあり，その原因として，雑音下での語音聴取の低下や音源定位の低下，聴力の疲労が早いことによる集中力の低下などが考えられている[15]（図3）。そのため，小児においてはより早期に両側での聴取を得られるよう，対応をとることの重要性が指摘されている[15]。この点は脳機能評価の研究からも報告されており，側頭連合野の神経回路網は生後の言語聴取に強く依存して発達し，一定の年齢域を過ぎるとその可塑性が低下し，後に音声言語刺激が入力されても発達は期待できないとされる[16]。小児期のSSDは一側聴覚伝導路に沿った入力を制限し，不可逆的な大脳皮質の再構築（reorganization）を引き起こす可能

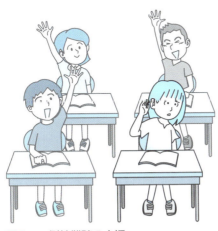

図3　一側性難聴の小児

性がある。再構築とは、喪失した他の感覚を代償しようとする脳の働き
であり、聴覚が低下すると主に視覚を司る脳領域が、本来であれば聴覚
を処理する領域に取って代わる。この再構築は1年半程度の比較的短期
間の聴覚伝導路の入力制限によっても生じ、後に人工内耳による聴覚の
刺激を行っても、改善することがなかったと報告される。小児SSDに対
して、時期を逸することなく、治療介入することの重要性が指摘されて
いる[17]。

成人のSSD

成人SSDについて、その有病率は0.14％と報告され、50％以上は特
発性である。特発性難聴については、米国では10万人あたり27人とされ
る[18]。40～50歳が最も多く、やや男性に多い。重症度については、特発
性難聴の半数以上の56.9％が患側70dB以上の高度、重度難聴であ
る[19]。その他の原因としては小脳橋角部腫瘍、真珠腫性中耳炎、Méniè r
病、外傷、外リンパ瘻、ANCA関連血管炎性中耳炎などが挙げられる[20]。
成人SSDは60～79歳に多いと報告されるも、これは、80歳以上は加
齢に伴う難聴の影響により、良聴耳側も25dBを超えてしまうことが多
く、SSDの基準を満たしにくいことも考えられる。またSSD患者には
音源定位の低下、雑音下でのコミュニケーション力の低下、耳鳴、QOL
の低下を認めることが報告されている[21, 22]。Wieらによると、一側性難
聴患者の93％が、難聴がコミュニケーションに影響を与えていると述
べ、特に騒がしい環境でのコミュニケーションが一番の問題であり、そ
の結果、疎外感、幸福感の低下につながると報告している[23]。SSDに
よる耳鳴については、Tinnitus Handicap Inventory（THI）が平均
56とされ、中等症～重度の耳鳴に悩まされていることがわかる[24]。

SSDに対する聴覚補償

一側性難聴に対する補聴機器としては，気導補聴器，CROS補聴器，人工内耳が挙げられる。不良聴耳側に補聴器を装用することにより，頭部陰影効果（head shadow effect）が改善され，音源聴取の改善が期待できる。しかし，高度～重度の一側性難聴には効果が限られ，CROS補聴器が考慮される。CROS補聴器は不良聴耳側に達した音を良聴耳側に伝える。難聴側の聴覚を利用するものではないため，真の両耳聴効果を得るものではない。CROS補聴器の効果は頭部陰影効果を補い，QOLの改善効果は認めるが，音の方向感や音源定位についての有意な改善は観察されていない[25, 26]。

2003年頃からSSDに対する人工内耳についての研究が開始され[18]，その有効性（音源定位，雑音下での聞き取り，耳鳴改善）の報告が蓄積し[27, 28]，2019年に米国食品医薬局（FDA）がSSDに対する人工内耳を承認した。SSDに対する人工内耳手術についてのシステマティックレビューによると，QOLの尺度であるSpeech, Spatial and Qualities of Hearing Scale（SSQ），Nijmegen Cochlear Implant Questionnaire（NCIQ）や36-Item Short Form Survey（SF-36）が人工内耳手術後に改善すると報告されている。特に難聴に関連したSSQやNCIQでより効果が得られたとされ[21]，SSDの患者のQOLの低下の改善も期待できる。ますますSSDに対する人工内耳が注目を集めている。

文献

1) Dhanasingh A, Hochmair I：CI in single-sided deafness. Acta Otolaryngol. 2021；141(sup1)：82-105. PMID: 33818261

2) Oh SJ, Mavrommatis MA, Fan CJ, et al：Cochlear implantation in adults with single-sided deafness: A systematic review and meta-analysis. Otolaryngol Head Neck Surg. 2023；168(2)：131-42. PMID: 35230924

3) Zeitler DM, Dorman MF, Natale SJ, et al：Sound source localization and speech understanding in complex listening environments by single-sided deaf

listeners after cochlear implantation. Otol Neurotol. 2015;36(9):1467-71. PMID: 26375967

4) Távora-Vieira D, Rajan GP, Van de Heyning P, et al:Evaluating the long-term hearing outcomes of cochlear implant users with single-sided deafness. Otol Neurotol. 2019;40(6):e575-80. PMID: 31135665

5) Thompson NJ, Dillon MT, Buss E, et al:Long-term improvement in localization for cochlear implant users with single-sided deafness. Laryngoscope. 2022;132(12):2453-8. PMID: 35174886

6) Távora-Vieira D, Acharya A, Rajan GP:What can we learn from adult cochlear implant recipients with single-sided deafness who became elective non-users? Cochlear Implants Int. 2020;21(4):220-7. PMID: 32122282

7) Dewyer NA, Smith S, Herrmann B, et al:Pediatric single-sided deafness: A review of prevalence, radiologic findings, and cochlear implant candidacy. Ann Otol Rhinol Laryngol. 2022;131(3):233-8. PMID: 34036833

8) Cushing SL, Gordon KA, Sokolov M, et al: Etiology and therapy indication for cochlear implantation in children with single-sided deafness: Retrospective analysis. HNO. 2019;67(10):750-9. PMID: 31478064

9) Usami S, Kitoh R, Moteki H, et al:Etiology of single-sided deafness and asymmetrical hearing loss. Acta Otolaryngol. 2017;137(sup565):S2-7. PMID: 28366032

10) Clemmens CS, Guidi J, Caroff A, et al:Unilateral cochlear nerve deficiency in children. Otolaryngol Head Neck Surg. 2013;149(2):318-25. PMID: 23678279

11) Fowler KB, McCollister FP, Dahle AJ, et al:Progressive and fluctuating sensorineural hearing loss in children with asymptomatic congenital cytomegalovirus infection. J Pediatr. 1997;130(4):624-30. PMID: 9108862

12) Iwasaki S, Yamashita M, Maeda M, et al:Audiological outcome of infants with congenital cytomegalovirus infection in a prospective study. Audiol Neurootol. 2007;12(1):31-6. PMID: 17033163

13) Nicloux M, Peterman L, Parodi M, et al:Outcome and management of newborns with congenital cytomegalovirus infection. Arch Pediatr. 2020;27(3):160-5. PMID: 32127242

14) Rosenthal LS, Fowler KB, Boppana SB, et al:Cytomegalovirus shedding and delayed sensorineural hearing loss: results from longitudinal follow-up of children with congenital infection. Pediatr Infect Dis J. 2009;28(6):515-20. PMID: 19483517

15) Ehrmann-Mueller D, Kurz A, Kuehn h, et al:Usefulness of cochlear implantation in children with single sided deafness. Int J Pediatr Otorhinolaryngol. 2020;130:109808. PMID: 31809969

16) Tateya I, Naito Y, Hirano S, et al:Inner ear hearing loss modulates ipsilateral temporal lobe activation by monaural speech stimuli. Neuroreport. 2003;14(5):763-7. PMID: 12692479

17) Gordon KA, Wong DD, Papsin BC:Bilateral input protects the cortex from

unilaterally-driven reorganization in children who are deaf. Brain. 2013;136 (Pt 5):1609-25. PMID: 23576127

18) Alexander TH, Harris JP:Incidence of sudden sensorineural hearing loss. Otol Neurotol. 2013;34(9):1586-9. PMID: 24232060

19) Xie W, Dai Q, Liu J, et al:Analysis of clinical and laboratory findings of idiopathic sudden sensorineural hearing loss. Sci Rep. 2020;10(1):6057. PMID: 32269282

20) Kay-Rivest E, Irace AL, Golub JS, et al:Prevalence of single-sided deafness in the United States. Laryngoscope. 2022;132(8):1652-6. PMID: 34757636

21) Oh SJ, Mavrommatis MA, Fan CJ, et al:Cochlear implantation in adults with single-sided deafness: A systematic review and meta-analysis. Otolaryngol Head Neck Surg. 2023;168(2):131-42. PMID:35230924

22) Van de Heyning P, Vermeire K, Diebl M, et al:Incapacitating unilateral tinnitus in single-sided deafness treated by cochlear implantation. Ann Otol Rhinol Laryngol. 2008;117(9):645-52. PMID:18834065

23) Wie OB, Pripp AH, Tvete O:Unilateral deafness in adults: effects on communication and social interaction. Ann Otol Rhinol Laryngol. 2010;119(11):772-81. PMID: 21140638

24) Levy DA, Lee JA, Nguyen SA, et al:Cochlear implantation for treatment of tinnitus in single-sided deafness: A Systematic Review and Meta-analysis. Otol Neurotol. 2020;41(8):e1004-12. PMID:32558752

25) Peters JP, Smit AL, Stegeman I, et al:Review:bone conduction devices and contralateral routing of sound systems in single-sided deafness. Laryngoscope. 2015;125(1):218-26. PMID: 25124297

26) Kitterick PT, Smith SN, Lucas L:Hearing instruments for unilateral severe-to-profound sensorineural hearing loss in adults: A systematic review and meta-analysis. Ear Hear. 2016;37(5):495-507. PMID: 27232073

27) Galvin JJ 3rd, Fu QJ, Wilkinson EP, et al:Benefits of cochlear implantation for single-sided deafness: Data from the house clinic-University of Southern California-University of California, Los Angeles Clinical Trial. Ear Hear. 2019;40(4):766-81. PMID: 30358655

28) Zeitler DM, Dorman MF: Cochlear implantation for single-sided deafness: A new treatment paradigm. J Neurol Surg B Skull Base. 2019;80(2):178-86. PMID. 30931226

6 方向感検査法について

石野岳志

方向感認知

　方向感の認知に関しては水平方向と垂直方向の2方向があり，それぞれの認知において必要な音情報がある。水平方向においては，左右の耳に入る音の時間の差である両耳間時間差（interaural time difference：ITD），左右の耳に入る音の音圧差である両耳間音圧差［interaural (intensity) level difference：ILD］が重要な音情報となっている[1, 2]（図1）。

　一方，正中面垂直方向においてはITD，ILDを活用することはできないにもかかわらず，正常聴力の人は方向感認知が可能である。これは音

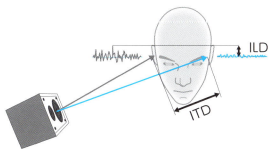

図1　ITDとILD　　　　　　　　　　　　　　　　　（文献2より作成）

源の方向の変化により生じた周波数の増減を利用しているからである。人が音を聞くとき，耳介の反響効果や頭部陰影効果による周波数の強弱の変化が生じる。周波数の強弱の変化は音源の方向によるため，変化を検知することで方向感認知ができる。この方向感認知に利用できる音の周波数変化をスペクトラルキューと言い，垂直方向の認知に必要な音情報となっているだけではなく，水平方向の認知にも使用されている[3]。

このように方向感認知においてはITD，ILD，スペクトラルキューの3要素や頭部陰影効果による音圧の変化が重要であるため，方向感検査においては，これらの検出能力が反映される検査方法が必要である。

方向感検査方法

方向感検査方法は，音源をヘッドホンにより両耳聴取した際，頭蓋に生じた音像の位置を認識する音像定位法（レシーバー法）と空間における音源の位置を認識する音源定位法（スピーカー法）があるが，前者は両耳間の時間差と強度差を独立して調整でき，多数のスピーカーを配置する必要がないため，機種によっては聴力検査機器の一機能として組み込まれている[4, 5]のに対し，後者は医療機器承認を受けた機器はなく，スピーカーを設置するという点においてわが国ではほとんど普及していない。しかしレシーバー法における問題点としては，一側性難聴の場合，難聴側で音を聴取できないため音像定位ができないことや[4]，ITDとILDの調整により疑似方向感を作り出しているため，スペクトラルキューは含まれず，正中面垂直方向，前後方向の検査ができないことが挙げられる。このため一側性難聴における方向感検査を実施するための検査方法としては，スピーカー法のみとなっている。現在世界的に行われているスピーカー法としては，被検者の前方正面を0°として左右に55〜90°の範囲で同心円上にスピーカーを等間隔に配置，あるいはさらに垂直方向にも立体的に配置した各スピーカーからランダムに提示される音源

を当てるもので，音源と認知のずれを評価するものである[1, 3~8]。

わが国においては，近年，高橋ら[9]や櫻井ら[10]が，Schoenら[11]の報告を参考にして作成された「方向定位試験ソフトウェア ALPS」を用いて実施した結果を報告している。この検査は，被検者を中心とした半径1mの半円上（180°）に9個のスピーカーを中心角度22.5°で設置し（図2），700Hz付近（1,000Hz以下）にピークを持つスピーチノイズ[CCITT（Comité Consultatif International Télégraphique et Téléphonique）ノイズ]をランダムな1個のスピーカーから中心音圧70dBSPL（60，70，80dBSPL）[9]，60dBSPL（55，60，65dBSPL）[10]で1秒間提示するものである。被検者は坐位で正面（5番のスピーカー）を見たまま頭部を固定し，「提示音圧条件（3パターン）×繰り返し回数（2回）×スピーカー（9個）」の合計54回，検査音が提示されたスピーカーの番号を回答する。なお方向感検査の結果解釈は，「検査音が提示されたスピーカー」と「被検者が応答したスピーカー」の間の角度の平均絶対誤差（d/mean absolute error：d/MAE）が大きいほど方向感のずれが大きいと判断して施行されている。

このように提示音圧をランダムに変化させることや，各種スピーカーから複数回ずつの提示を行うことでより正しい評価を行うような工夫

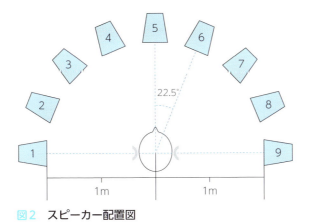

図2　スピーカー配置図

が様々な検査方法によってなされているが，スピーカー数やスピーカー設置範囲，スピーカーと被検者までの距離，提示音圧においては様々なものが提唱されており[1, 3~12]，標準化はなされていない。また評価方法の解釈においてもd/MAEだけではなく，平均平方二乗誤差（root mean squared error：RMSE）などの評価方法[1, 3~12]があり，どの解釈方法を採用するかも重要となる（表1）。今後データを集積して方向感検査方法の標準化を目指していくことが望まれる。

表1 方向感検査の評価方法

評価方法	内容	特徴1	特徴2
d／MAE	提示音と回答の角度のずれの絶対値の平均	大きい誤差に対してRMSEより冗長性がある	外れ値によるばらつきを抑えられるため，子どもの評価に有効[12]
RMSE	回答と提示角の差に関する平均平方二乗誤差	RMSEはルートの中身で二乗しているので，MAEよりも外れ値（大きなずれ）を，より大きな誤差として扱う傾向がある	平均からのばらつきを評価する目的で方向感検査の検査指標として多く用いられている
Azimuth	回答の角度	提示角に対する回答の角度をグラフとして評価する	結果を取りまとめた数値としては表記できない
Compression factor	左右の最外側のスピーカーにおける平均誤差角度の和を180で割ったもの[11]	正常コントロールと比較して，外側方向の認知がどれぐらいばらつくかを評価する	外側方向のスピーカーの正常誤差が約10°であることを加味して判断する必要がある[13]

6-1 裸耳における成績

石野岳志

一側性難聴の裸耳における方向感認知

裸耳における方向感検査の結果は，過去に様々な報告がなされている[14~19]。一般に一側性難聴においては，方向感認知の結果は正常コントロールと比較して悪化することが知られ，難聴耳側の認知が良聴耳側より悪化する。この結果はITD，ILDの活用が困難であることが主な原因として指摘されている[14~17]。また，一側性難聴における方向感検査の結果には，各被検者でばらつきが出ることも報告され[15~17]，一部の被検者においては正常コントロールに類似するような良好な方向感認知ができる場合も報告されている[15]。

スペクトラルキューと頭部陰影効果

一側性難聴において方向感認知ができる場合は，良聴耳で認知できるスペクトラルキューや頭部陰影効果による音圧の変化が利用されていることが報告されているが[14~19]，頭部陰影効果による音圧変化は刺激音圧と関係するため，刺激音圧が変化した場合には一側性難聴者では方向感認知が大きくぶれることが認められている。具体的には30～60dBSPLの間で音圧を変化させて刺激した場合，刺激音圧が小さい場合はより難聴側からの刺激として，音圧が大きい場合はより良聴側からの刺激として認知されることが報告されており[15]，一側性難聴者においては，刺激音圧が変化しない状態などの特定の状況でない場合では，方

向感認知が困難であることが知られている[19]。

　頭部陰影効果やスペクトラルキューにおいては，この情報を利用できるかどうかは学習効果によるとされる[18~20]。またスペクトラルキューは高音域に含まれるため，高音域を聴取できない場合はスペクトラルキューを活用することが困難であることも報告され[15, 16, 18, 20]，実際にlow pass filterで高音域をカットした音（0.5～1,500KHz）（図3）においては，通常音にて方向感認知が良好である一側性難聴者においても方向感認知が著しく低下することが報告されている[15]。また良聴耳側の8,000Hzの閾値が40dB以上であると，スペクトラルキューの聴取が困難であり方向感認知能が低下することも報告されている（図4）[15]。

　なお，不良聴耳側においては発症時期の点において，先天性と後天性による相違も想定されるが，これらの間においては方向感認知に明らかな差は認められていない[15]。

方向感検査結果の解釈について

　方向感検査自体においては，正常コントロールにおける方向感検査において，被検者正面から離れるほど正答率が低下することが認められており[21]，方向感検査結果の解釈においては，正常コントロールでも正答率が低下する方向においては，正常コントロールでの結果も加味して，方向感検査の結果を解釈する必要がある。

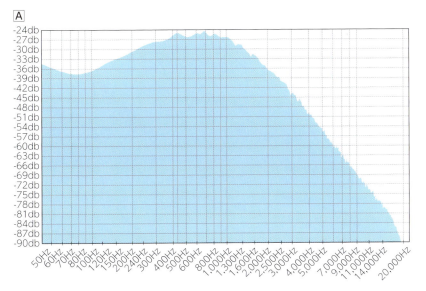

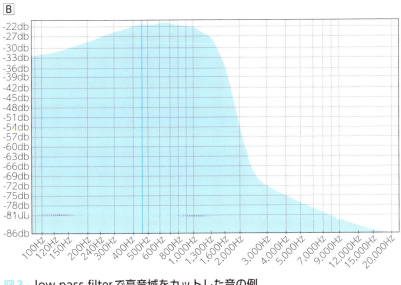

図3　low pass filterで高音域をカットした音の例
A：通常音。
B：1,500Hz以上をカットしたもの（CCITTノイズ）。
CCITT: Comité Consultatif International Télégraphique et Téléphonique

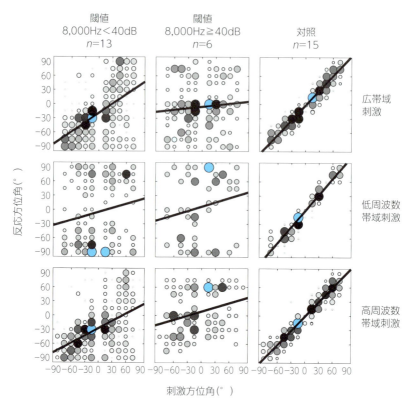

図4 一側性難聴者における健聴側の8,000Hzの聴力レベルが40dB以上と未満における方向感定位能の相違

黒線は回帰直線，灰色の色の濃淡とサイズの違いは応答した数，青は最も応答した数が多いことを反映。8,000Hzにおける健聴側の聴力と高周波数帯域(3,200Hz)の音が方向感認知において重要であることがわかる。

(文献15より引用)

6-2 補聴器による成績

小山田匠吾

一側性高度・重度難聴に対する補聴器

　軽度〜中等度の一側性難聴の場合は通常の気導補聴器が適応となるが，高度〜重度の難聴の場合には通常の気導補聴器では補聴が不十分であることが多い。一側性高度・重度難聴に対する補聴器として，CROS補聴器が使用されている。CROS補聴器は不良聴耳側にCROS送信機を，良聴耳側に補聴器を装着して，難聴耳側から話しかけられた音をマイクで拾い，良聴耳側で聞き取る補聴システムである（図5）。

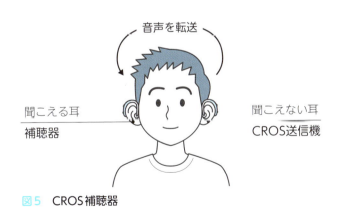

図5　CROS補聴器

CROS補聴器による音源定位の効果

日本の報告

筆者ら[22]は，一側性高度難聴者を対象にCROS補聴器による音源定位の効果を調査した。被験者を中心に半径1mの半円上(180°)に中心角度22.5°にて9個のスピーカーを設置し，ランダムに選択された1個のスピーカーから，中心音圧45dBSPL(40, 45, 50dBSPL)のComité Consultatif International Télégraphique et Téléphonique (CCITT)ノイズが1秒間提示される。被験者には正面を見て頭部を動かさない状態で坐位を保ち，どのスピーカーから検査音が提示されたか応答させた。「検査音が提示されたスピーカー」と「被験者が応答したスピーカー」の間の角度の平均値d値を求め，d値が大きい，角度のずれが大きいほど方向感のずれが大きいと判断する。その結果，CROS補聴器を装用しても音源定位の向上は認められなかった(図6)。

海外の報告

海外でも一側性難聴者に対するCROS補聴器の効果については，装用しても音源定位は改善しなかったとする報告が多い[23, 24]。音源定位に

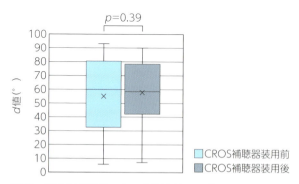

図6 CROS補聴器による音源定位への効果

(文献22より改変)

は左右の耳に到達する信号の時間差や周波数フィルタ効果が影響し、特に両耳間の音圧差が水平面上の音源定位において重要な役割を担っていると言われている[25]。CROS補聴器は不良聴耳側に到達した音を良聴側の耳に伝えるものであり、不良聴耳側の内耳機能を利用していないため、音源定位の改善は期待できないと思われる。

海外では埋め込み型骨導補聴器(bone-anchored fearing aid：Baha®)が、一側性高度難聴の多くの患者に対して実施されている。Baha®は音声や環境音を体外部のサウンドプロセッサに取り込み、振動に変換し、側頭骨に固定したインプラントを介して内耳にその振動を伝達することで聴神経を刺激する。Baha®は2002年に米国FDAにより一側性難聴への適応が承認されており、不良聴耳側のみに装着する。良聴耳から直接受け取る音と不良聴耳側から骨導を介して受け取る音を区別することが可能であり、36％で音源定位の改善がみられたとの報告[26]もあるが、多くの先行研究では音源定位の改善に関しては不良であったと報告している[27~29]。

6-3 人工内耳による成績：先進医療の成績

高橋優宏

方向感検査の概要

方向感検査は、術前および人工内耳装用開始1，3，6，12カ月後に裸耳または補聴状態(術前は補聴器，術後は人工内耳)で、方向定位試験ソフトウェア ALPS を用いて検査を実施した。方法は前述の通りで

施行し，結果はd値（下式）を用いて算出した。

$$d = \frac{1}{N}\sum_{k=1}^{N} dk = \frac{1}{N}\sum_{k=1}^{N} |\bar{\Psi}_k - \Phi_k|$$

N＝検査回数
Ψ＝提示したスピーカー
Φ＝回答したスピーカー

　先進医療の副次評価項目として，装用後12カ月の時点で治療群の方向感検査の改善値と無治療ヒストリカルコントロールデータとの比較を行い，術前と比較し改善度合いが4以上小さくなった場合に，本治療が有効であると判断するものとした。

結果

　登録症例38例に関しては，38例全例に人工内耳埋め込み術が実施された。術後評価を実施した症例のうち，途中脱落となった2症例を除く36例を有効性解析母集団とした。

　術前の方向感検査のd値は平均57.3±23.6°であったものが，術後12カ月時点では25.0±15.1°と大幅な改善を認めていた（$p < 0.0001$，Wilcoxonのマッチドペア符号付順位検定）（図7）。

　また，プロトコルに記載した無治療ヒストリカルコントロール群（$n = 18$）の平均改善度3.7±21.0°と，治療群（$n = 36$）の平均改善度32.3±25.6°を比較した場合，治療群のほうが有意に良好な改善を示し（$p < 0.001$，Welchのt-検定），有効性が確認された。また，術後1カ月のd値においても有意な改善を示しており（図7），装用早期から方向感の改善がみられることが確認された。

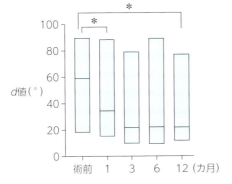

図7 方向感検査結果
術後1カ月時点で有意な改善がみられている。

6-4 防音室の影響について

石野岳志

方向感認知において重要な要素

　方向感の認知において重要な要素は，ITD，ILD，スペクトラルキューであるが，ILD，スペクトラルキューはともに音圧が重要な要素を構成しているため，音圧変化が生じる環境は方向感検査の結果に影響を与える可能性がある。

　音圧変化に関わる主な要素としては，反響音に含まれる反射音や残響時間，暗騒音が考えられる。一般に防音室においては，これらをできるだけ抑える必要があり，無響室とすることが理想的ではあるが，実臨床においては設備の構築の点で困難である。このためスピーカーによる音場聴力検査においては，1992年に国際標準化機構が純音および狭帯域信号を用いた音場聴力検査法をISO 8253-2として定め，音響条件とし

て無響室だけではなく臨床を考慮に入れた準無響室の基準も策定している[30]。

ISO 8253-2における準無響室の条件

ISO 8253-2における準無響室とは，スピーカーを基準点より基準軸上で1m離れた，被検者の頭と同じ高さに設置した後，①周波数4,000Hz以下では基準点から上下左右に15cm離れた点と基準点の音圧が±1dB以内であり，4,000Hzを超える検査周波数では±2dB以内であること，さらに，4,000Hzを超える検査周波数では左右点間の差が3dB以内であること，②基準点の前後15cm離れた点の音圧は理論的な逆二乗特性値±1dB以内であること，の2つを満たす必要がある。

実臨床における防音室の条件

一方，実臨床における防音室について音響特性を測定した報告があるが，測定した臨床用防音室では準無響室の条件①，②をともに満たす周波数を見出すことはできず，わが国における大部分の臨床用防音室においても同様の状況であることが想定されるとしている[30]。このため，実臨床における防音室の条件を改めて設定する必要があり，方向感検査においては，反響音による反射音と残響時間，暗騒音に着目して，条件を定めることが必要と考えられる。

反射音および残響時間に関しては，ともに吸音材が適切に使用されていることが重要であるが，残響時間においては部屋の室容積とも関係する[31]。『補聴器適合検査の指針（2010）』[32]においては，音場聴力検査を行うための環境のうち，検査室の音響学的条件として，騒音や検査音の反響の少ない準無響室であることが望ましいが，本検査が一般耳鼻咽喉科臨床で実施されることを考慮し，検査室の条件として以下の事項を

必要とすることとしている。

> (1) 暗騒音が検査結果に影響しない程度であること。
> (2) 検査音の反響が測定に影響しない程度であること。
> (3) 被検者の判断に影響するような心理的圧迫感がないこと。

これらに関しては，具体的に暗騒音レベルは50dB(A)以下であること，検査音が室内で反響しにくくなるような措置[窓や壁面に厚地のカーテンを取り付ける，天井や壁面を吸音材にする(図8)，床面はカーペットにするなど]を講じること，検査室は2m×3m程度の広さを確保するなどが望ましいとしている。さらに音源スピーカーは被検者頭部中心と同じ高さで，両者の感覚は0.5～1mとし，両者と壁面までの距離は反響を考慮して1m程度離れていることが望ましいとしている。実臨床における聴力検査室においては，以上のような条件を満たすために，多くの施設において暗騒音制御目的で，ドアなどの開口部に外部の空気振

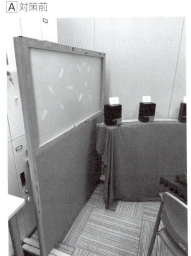
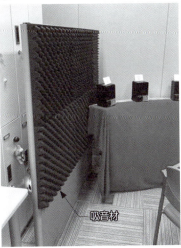

図8 吸音材による対策の一例

動の伝播を遮断するパッキンなどが採用されているだけではなく，音による構造物の振動を抑えるために重量のあるドアや吸音のために壁面に吸音材が採用されており，方向感検査においても同様の設備が望まれる（図8）。

　なお残響時間に関しては，通常の聴力検査室として設計されている場合，方向感検査に影響を及ぼさない程度であることが確認できている。反射音に関しては部屋の構造，スピーカー設置場所によっても変化するため，正常コントロールによる確認を行い，各スピーカーにおける検査結果のばらつきが左右非対称でないことを確認する必要がある。左右対称性が大幅に乱れた場合は反射音による影響が考えられるため，吸音材の適切な配置などにより左右対称性が確保されるように検査室を設計する必要がある。なお反射音の到達時間はスピーカーから被検者位置までの距離と比例するため，原因となる反射音の到達時間から反射音が生じ

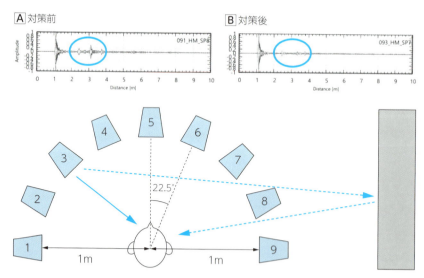

図9　反射音と反射音対策の例
音源から被検者までの距離（実線）と音源から対象物を経由して被検者まで到達する距離（点線）の差のところ（2〜4m）に反射音（A，Bの青丸内）が認められ，対策を行った結果，反射音が軽減している。

る原因となっている場所をおおよそ類推することができる（図9）。原因
となっている場所を特定しながら対策を行っていくことが必要である。

文献

1) Asp F, Olofsson Å, Berninger E：Corneal-reflection eye-tracking technique for the assessment of horizontal sound localization accuracy from 6 months of age. Ear Hear. 2016；37(2)：e104-18. PMID: 26485584

2) Narbutt M, Skoglund J, Allen A, et al：AMBIQUAL：Towards a quality metric for headphone rendered compressed ambisonic SpatialAudio. Appl Sci. 2020；10(9)：3188.

3) Van Wanrooij MM, Van Opstal AJ：Contribution of head shadow and pinna cues to chronic monaural sound localization. J Neurosci. 2004；24(17)：4163-71. PMID: 15115811

4) 佐藤恒正，鈴木秀明，八幡則子，他：新しい方向感検査装置及びその応用. Audiol Jpn. 1983；26(5)：659-66.

5) 加我君孝：方向感検査の臨床応用. 耳鼻臨床. 1999；92(12)：1263-79.

6) Buss E, Dillon MT, Rooth MA, et al：Effects of Cochlear Implantation on Binaural Hearing in Adults With Unilateral Hearing Loss. Trends Hear. 2018；22：2331216518771173. PMID: 29732951

7) Távora-Vieira D, De Ceulaer G, Govaerts PJ, et al：Cochlear implantation improves localization ability in patients with unilateral deafness. Ear Hear. 2015；36(3)：e93-8. PMID: 25474416

8) Agterberg MJH, Snik AFM, Van de Goor RMG, et al：Sound-localization performance of patients with single-sided deafness is not improved when listening with a bone-conduction device. Hear Res. 2019；372：62-8. PMID: 29703651

9) 髙橋優宏，岩崎　聡，西尾信哉，他：一側聾に対する人工内耳の装用効果. Audiol Jpn. 2018；61(4)：270-6.

10) 櫻井　梓，岩崎　聡，古舘佐起子，他：人工内耳装用者に対する音楽トレーニングの効果について. 音声言語医. 2021；62(4)：321-7.

11) Schoen F, Mueller J, Helms J, et al: Sound localization and sensitivity to interaural cues in bilateral users of the Med-El Combi 40/40+ cochlear implant system. Otol Neurotol. 2005；26(3)：429-37. PMID: 15891645

12) Van Deun L, van Wieringen A, Van den Bogaert T, et al：Sound localization, sound lateralization, and binaural masking level differences in young children with normal hearing. Ear Hear. 2009；30(2)：178-90. PMID: 19194296

13) Blauert J：Spatial Hearing：the psychophysics of human sound localization. The MIT Press, 1996.

14) Agterberg MJH, Snik AFM, Van de Goor RMG, et al：Sound-localization performance of patients with single-sided deafness is not improved when listening with a bone-conduction device. Hear Res. 2019；372：62-8. PMID:

29703651

15) Agterberg MJH, Hol MK, Van Wanrooij MM, et al：Single-sided deafness and directional hearing：contribution of spectral cues and high-frequency hearing loss in the hearing ear．Front Neurosci. 2014；8：188．PMID: 25071433

16) Newton VE：Sound localisation in children with a severe unilateral hearing loss．Audiology. 1983；22(2)：189-98．PMID: 6847534

17) Slattery WH 3rd, Middlebrooks JC：Monaural sound localization：acute versus chronic unilateral impairment．Hear Res. 1994；75(1-2)：38-46．PMID: 8071153

18) Hofman PM, Van Riswick JG, Van Opstal AJ：Relearning sound localization with new ears．Nat Neurosci. 1998；1(5)：417-21．PMID: 10196533

19) Van Wanrooij MM, Van Opstal AJ：Contribution of head shadow and pinna cues to chronic monaural sound localization．J Neurosci. 2004；24(17)：4163-71．PMID: 15115811

20) Irving S, Moore DR, Liberman MC, et al：Olivocochlear efferent control in sound localization and experience-dependent learning．J Neurosci. 2011；31(7)：2493-501．PMID: 21325517

21) 及川　尚：音方向感の研究―特に一側難聴，一側聾について―．日耳鼻会報. 1990；93(3)：361-72．

22) Oyamada S, Takahashi M, Furutate S, et al：Speech perception in noise and sound localization for cochlear implant with single-sided deafness compared with contralateral routing of signal hearing aids．Otol Neurotol. 2023；44(4)：331-8．PMID: 36946362

23) Choi JE, Ma SM, Park H, et al：A comparison between wireless CROS/Bi-CROS and soft-band BAHA for patients with unilateral hearing loss．PLoS One. 2019；14(2)：e0212503．PMID: 30789931

24) Snapp HA, Holt FD, Liu X, et al：Comparison of speech-in-noise and localization benefits in unilateral hearing loss subjects using contralateral routing of signal hearing aids or bone-anchored implants．Otol Neurotol. 2017；38(1)：11-8．PMID: 27846038

25) Feddersen WE, Sandel TT, Teas DC, et al：Localization of high-frequency tones．J Acoust Soc Am. 1957；29：988-91．

26) Bosman AJ, Hol MK, Snik AF, et al：Bone-anchored hearing aids in unilateral inner ear deafness．Acta Otolaryngol. 2003；123(2)：258-60．PMID: 12701753

27) Dumper J, Hodgetts B, Liu R, et al：Indications for bone-anchored hearing aids: a functional outcomes study．J Otolaryngol Head Neck Surg. 2009；38(1)：96-105．PMID: 19344618

28) Wazen JJ, Ghossaini SN, Spitzer JB, et al：Localization by unilateral BAHA users．Otolaryngol Head Neck Surg. 2005；132(6)：928-32．PMID: 15944566

29) Linstrom CJ, Silverman CA, Yu GP：Efficacy of the bone-anchored hearing aid for single-sided deafness．Laryngoscope. 2009；119(4)：713-20．PMID: 19266579

30) 柴崎敦子，竹内義夫：ISO 8253-2の定める準無響室について．Audiol Jpn. 1997；40(5)：

349-50.

31) 清水　寧：室内音響の歴史と変遷―ホールにおける「残響」の歴史―．日音響会誌．2023；79(4)：224-31．

32) 小寺一興，細井裕司，真鍋敏毅，他：補聴器適合検査の指針(2010)について．Audiol Jpn．2010；53(6)：708-26．

7

雑音下語音検査法について

松田悠佑，東野哲也

　一側性難聴例の場合，両耳聴にて得られる効果〔加重効果（binaural effect），スケルチ効果（squelch effect），頭部陰影効果（head shadow effect）〕が希薄化することにより，日常生活の様々な場面でのハンディキャップが顕在化している。特に，他者との音声を用いたコミュニケーション場面でのハンディキャップを訴える例が多い傾向にある。具体的な語音聴取困難を示す場面として，ザワザワした状況下での音声聴取や不意に難聴側から声をかけられると聞き取れないなどいくつかのシチュエーションが訴えとして聞かれる。

　一側性難聴の検査を実臨床へ導入することを想定するならば検査条件はシンプルであるべきだが，前述した3つの両耳聴効果を評価するためには複数の検査を組み合わせて行うことが必要となる。このような一側性難聴における語音聴取のハンディキャップを客観的に評価した報告はいくつかあるが[1~3]，音声および雑音が提示される位置や信号対雑音比（signal-to-noise ratio：SN比）などについて統一はなされていない（図1）。また，わが国の報告では単音節を用いているが[4~7]，海外では単語を用いた評価が一般的であり，語表の選択においても検討を必要とする。そして，日本にはいくつかの語音聴取検査語表があるが，語

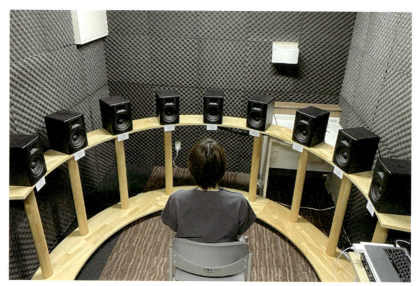

図1 当院の聴覚検査室の様子
当院の聴覚検査室では，9台のスピーカーを前方180°に配置している。すべてのスピーカーから語音や雑音などの出力ができるようになっており，マニュアル操作にて自由な音の提示が可能である。これによって，雑音下語音聴取検査だけでなく方向感検査や雑音下語音聴取閾値検査など，様々な検査が1つの部屋で実施できる。

表としては単音節と単語の両者を評価できるiPad版日本語語音弁別検査（iCI-2004）を使用することが望ましい[20~24]（図2）。

7-1 正常コントロールと一側性難聴例による成績

松田悠佑

対象と方法

良聴耳側の聴力が500Hz＋1,000Hz＋2,000Hz＋4,000Hz/4＝40dB以下であり，不良聴耳側の聴力が500Hz＋1,000Hz＋2,000Hz＋4,000Hz/4＝70dB以上の例を対象とし，両側裸耳（難聴群：n=12）で検査を行った。また，正常コントロールは左右差のない両側40dB以下（n=35）とした。

これまでわが国で広く使用されてきた単音節と海外で一般的に用いられている単語を用いて行うため，両リストが用意されているアプリiCI-2004（単音節，単語・成人）を用いた。

提示音圧は65dBSPLとした。スピーカーは被験者から1mの距離に設置とし，被験者からみて正面，右90°，左90°の3箇所にセッティングする（図3）。検査は正面スピーチ/正面ノイズ（図3A），良聴耳側スピーチ/不良聴耳側ノイズ（図3B），不良聴耳側スピーチ/良聴耳側ノイズ（図3C）の3条件とし，静寂下に加えそれぞれSN比±0，SN比−5，SN比−10の雑音負荷を行う。回答は復唱法にて行い，検査者がiPadへ入力を行った。その他の手順はiCI-2004のマニュアルに則り実施する。

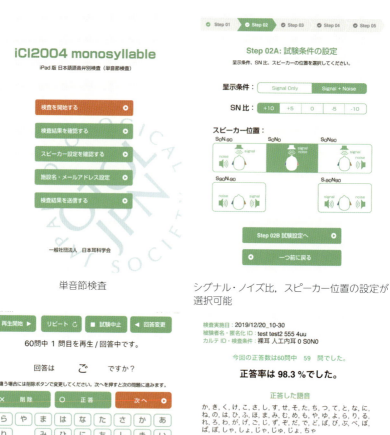

図2 iCI-2004（単音節）の画面（次頁へ続く）

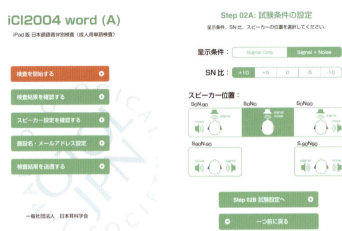
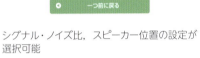

単語検査　　　　　　　　シグナル・ノイズ比，スピーカー位置の設定が選択可能

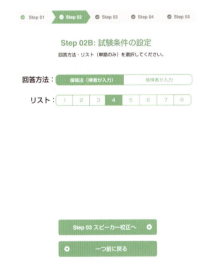
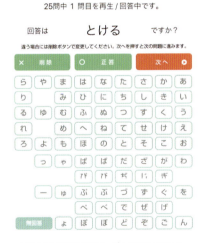

語表を8つのリストから選択　　　リスト内の語音はランダムに提示される。
（小児用は5つのリスト）　　　　回答はタッチパネルで入力する

図2　iCI-2004（単語・成人）の画面（続き）

A 正面スピーチ／正面ノイズ

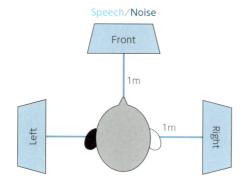

B 良聴耳側スピーチ／不良聴耳側ノイズ

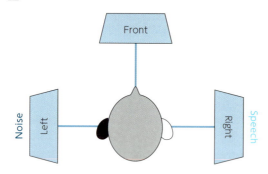

C 不良聴耳側スピーチ／良聴耳側ノイズ

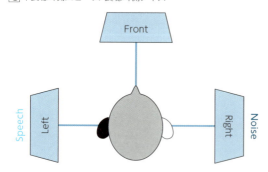

図3　スピーチおよびノイズの提示条件
不良聴耳側を黒で示す。

結果

正面スピーチ/正面ノイズ(図3A)

　単音節では，静寂下において，正答率の平均±標準偏差はコントロール群99.2±1.9，難聴群98.0±3.0と有意差はなかった。雑音下条件において，SN比±0ではコントロール群86.1±7.8，難聴群67.6±17.5，SN比−5ではコントロール群69.7±11.8，難聴群35.8±21.8，SN比−10ではコントロール群32.0±20.9，難聴群9.1±12.1であり，すべての雑音下条件で有意差を認めた(図4A)。

　単語では，静寂下において，正答率の平均±標準偏差はコントロール群で100±0.0，難聴群で99.6±1.1と有意差はなかった。雑音下条件においては，SN比±0ではコントロール群96.4±6.6，難聴群63.7±11.2，SN比−5ではコントロール群74.6±20.9，難聴群38.2±18.7，SN比−10ではコントロール群28.0±20.0，難聴群8.7±21.5であり，す

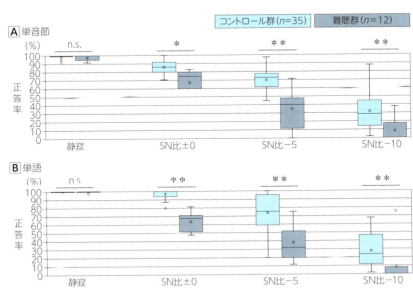

図4　裸耳における正面スピーチ/正面ノイズでの正答率
*：$p<0.05$，**：$p<0.01$，n.s.：$p>0.05$

べての雑音下条件で有意差を認めた(図4B)。

良聴耳側スピーチ/不良聴耳側ノイズ(図3B)

単音節では,静寂下において,正答率の平均±標準偏差はコントロール群99.3±1.4,難聴群97.4±5.251と有意差はなかった。雑音下条件において,SN比±0ではコントロール群97.6±3.7,難聴群81.6±13.1,SN比−5ではコントロール群91.8±7.0,難聴群70.2±18.1,SN比−10ではコントロール群73.3±18.6,難聴群39.9±22.0であり,すべての雑音下条件で有意差を認めた(図5A)。

単語では,静寂下において,正答率の平均±標準偏差はコントロール群100±0.0,難聴群99.6±1.1と有意差はなかった。雑音下条件において,SN比±0ではコントロール群100±0.0,難聴群94.9±8.2,SN比−5ではコントロール群98.9±2.6,難聴群76.7±29.1,SN比−10

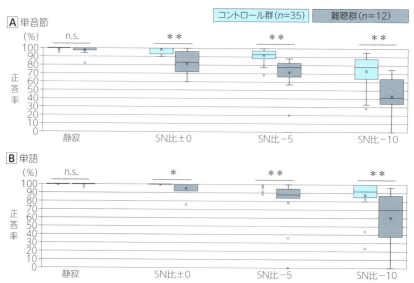

図5 裸耳における良聴耳側スピーチ/不良聴耳側ノイズでの正答率
*:$p<0.05$,**:$p<0.01$, n.s.:$p>0.05$

ではコントロール群87.7±17.7，難聴群57.8±30.0であり，すべての雑音下条件で有意差を認めた(図5B)．

不良聴耳側スピーチ／良聴耳側ノイズ(図3C)

単音節では，静寂下において，正答率の平均±標準偏差はコントロール群99.3±1.4，難聴群90.9±12.0と有意差を認めた．雑音下条件において，SN比±0ではコントロール群97.6±3.7，難聴群9.0±11.6，SN比−5ではコントロール群91.8±7.0，難聴群4.3±7.3，SN比−10ではコントロール群73.3±18.6，難聴群1.1±3.4であり，すべての雑音下条件で有意差を認めた(図6A)．

単語では，静寂下において，正答率の平均±標準偏差はコントロール群100±0.0，難聴群95.6±6.3と有意差を認めた．雑音下条件において，SN比±0ではコントロール群100±0.0，難聴群28.6±21.4，SN

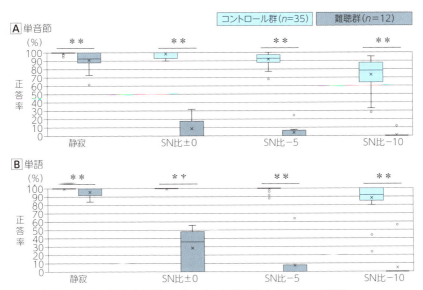

図6　裸耳における不良聴耳側スピーチ／良聴耳側ノイズでの正答率
＊＊:$p<0.01$

比−5ではコントロール群98.9±2.6，難聴群7.3±18.2，SN比−10ではコントロール群87.7±17.7，難聴群5.1±16.1であり，すべての雑音下条件で有意差を認めた（図6B）。

7-2 一側性難聴例における裸耳とCROS補聴器装用下における成績

松田悠佑

対象と方法

☞**7-①**の対象となった12例のうち，7例にてCROS補聴器を用いた追加検査を行った〔CROS補聴器（contralateral routing of signals hearing aid）を装用した状態（CROS補聴器装用群：$n=7$）〕。聴力レベルの選定および検査条件は☞**7-①**と同様である。

正面スピーチ／正面ノイズ（図3A）

単音節では静寂下において，正答率の平均±標準偏差は難聴群98.0±3.0，CROS補聴器装用群98.1±4.5と有意差を認めなかった。雑音下条件において，SN比±0では難聴群67.6±17.5，CROS補聴器装用群66.7±17.5，SN比−5では難聴群35.8±21.8，CROS補聴器装用群33.4±17.0，SN比−10では難聴群9.1±12.1，CROS補聴器装用群2.1±5.2であり，すべての雑音下条件で有意差を認めなかった（図7A）。

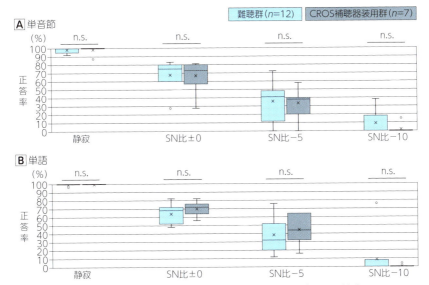

図7 CROS補聴器装用における正面スピーチ／正面ノイズでの正答率
n.s.：$p>0.05$

　単語では静寂下において，正答率の平均±標準偏差は難聴群99.6±1.1，CROS補聴器装用群100.0±0.0と有意差を認めなかった．雑音下条件において，SN比±0では難聴群63.7±11.2，CROS補聴器装用群70.0±7.8，SN比−5では難聴群38.2±18.7，CROS補聴器装用群44.6±16.6，SN比−10では難聴群8.7±21.5，CROS補聴器装用群0.6±1.4であり，すべての雑音下条件で有意差を認めなかった（図7B）．

良聴耳側スピーチ／不良聴耳側ノイズ（図3B）

　単音節では，静寂下において，正答率の平均±標準偏差は難聴群97.4±5.2，CROS補聴器装用群96.9±7.7と有意差を認めなかった．雑音下条件において，SN比±0では難聴群81.6±13.1，CROS補聴器装用群74.0±16.9，SN比−5は難聴群70.2±18.1，CROS補聴器装

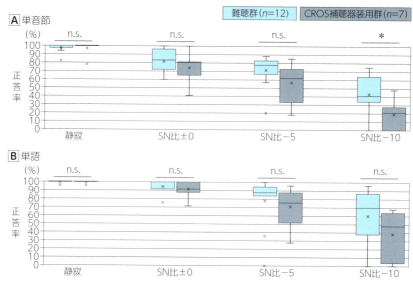

図8 CROS補聴器装用における良聴耳側スピーチ／不良聴耳側ノイズでの正答率
＊：$p<0.05$

用群56.7±21.7，SN比－10は難聴群39.9±22.0，CROS補聴器装用群19.0±15.6であった．SN比－10でのみ有意差を認めたが，CROS補聴器装用時にて成績が悪化する傾向にあった（図8A）．

単語では，静寂下において，正答率の平均±標準偏差は難聴群99.6±1.1，CROS補聴器装用群99.4±1.4と有意差を認めなかった．雑音下条件において，SN比±0では難聴群94.9±8.2，CROS補聴器装用群92.0±9.3，SN比－5では難聴群76.7±29.1，CROS補聴器装用群71.4±22.2，SN比－10では難聴群57.8±30.0，CROS補聴器装用群38.3±27.5であった．すべての条件で有意差を認めなかったが，CROS補聴器装用時にて成績が悪化する傾向にあった（図8B）．

不良聴耳側スピーチ／良聴耳側ノイズ（図3C）

単音節では，静寂下において，正答率の平均±標準偏差は難聴群90.9±12.0，CROS補聴器装用群92.9±8.8と有意差を認めなかった．雑

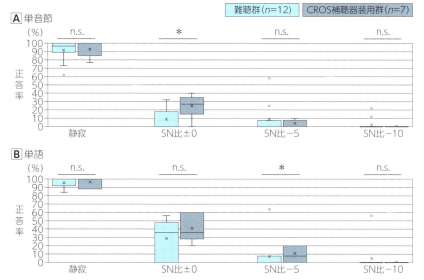

図9 CROS補聴器装用における不良聴耳側スピーチ／良聴耳側ノイズでの正答率
＊：$p<0.05$，n.s.：$p>0.05$

音下条件において，SN比±0では難聴群9.0±11.6，CROS補聴器装用群25.0±12.9，SN比−5では難聴群4.3±7.3，CROS補聴器装用群3.6±4.2，SN比−10では難聴群1.1±3.4，CROS補聴器装用群0.0±0.0であった。SN比±0でのみ有意差を認めた（図9A）。

単語では，静寂下において，正答率の平均±標準偏差は難聴群95.6±6.3，CROS補聴器装用群96.6±5.4と有意差を認めなかった。雑音下条件において，SN比±0では難聴群28.6±21.4，CROS補聴器装用群41.1±14.9，SN比−5では難聴群7.3±18.2，CROS補聴器装用群10.9±8.5，SN比−10では難聴群5.1±16.1，CROS補聴器装用群0.0±0.0であった。SN比−5でのみ有意差を認め，SN比±0では有意差はないものの改善する傾向であった（図9B）。

まとめ

　正常コントロールと一側性難聴例での裸耳では，静寂下における語音聴取において，正面および良聴耳側に音源があった場合，両者に差はなかった。しかし，音源が不良聴耳側に位置した場合は，一側性難聴例にて成績の低下を認めた。これは一側性難聴例での不良聴耳側からの声かけが聞き取れないという主訴と一致する結果であった。この状況で雑音が負荷されるとさらに成績の低下を認めた。静寂下であれば頭部陰影効果によって多少なり音が減衰したとしても良聴耳で聴取が可能であるが，雑音が負荷されSN比がマイナスになった場合，顕著な成績の低下を示すものと考えられる。

　また，単音節と単語においては正常聴力群において後者のほうが雑音を負荷しても良好な成績が得られ，一側性難聴群との成績差をみる上で有用であると考えられる。さらに単語のほうがより短時間で実施でき実臨床においても有用であると言える。

　CROS補聴器を装用した場合は若干の改善傾向が見受けられるものの，有意差を持った語音聴取の改善とまでは至らなかった。さらに，不良聴耳側の音刺激を良聴耳側へ送信するというCROS補聴器の特性からかえって成績を悪化させる要素も見受けられた。また，以上の所見は単音節と単語の両者で同じように示された。

7-3 人工内耳による成績： 先進医療の成績

高橋優宏

雑音下語音検査の概要

術前および人工内耳装用開始後12カ月の時点で，日本聴覚医学会の語音聴力検査用語表である67-S語表を用い雑音下〔単音節，提示音65dBSPL，信号対雑音比(signal-to-noise ratio：SN比)＋10dB，＋5dB，±0dBで測定〕の語音弁別能の測定を行った。スピーカーの位置は提示音は正面(0°)，雑音は良聴耳(非術側，正面から90°)に設置し(S_0N_{nh})，先進医療の主要評価項目を術前および装用開始後12カ月の時点での，SN比±0dBの条件における本治療実施群の改善度合いの平均値が，無治療ヒストリカルコントロールの改善度合い($n=17$，平均改善度10.2%，標準偏差24.4)と比較し，有意に良好である場合に本治療が有効と判断するものとした。

有効性判断の設定根拠

個別症例については，本技術の先行実施例(5例)の平均改善度が34.4%であったことから，術前と比較して語音弁別検査の結果が34.4%以上改善する例を有効例と判断することにした。

また，本治療の有効性については，無治療ヒストリカルコントロールの17例中3例(17.6%)と比較し，介入群において2倍以上に相当する40%以上の症例が有効例であった場合に，本治療が有効であると判断することにした。

結果

　術前の語音弁別能(SN比±0dB)の平均値±標準偏差は49.9±11.4%であったが，術後12カ月時点では82.6±13.3%と大幅な改善を認めていた。また，術前と12カ月時点での語音弁別能の比較では，統計的に有意差が認められた($p<0.00001$，対応のあるt検定)。

　また，プロトコルに記載した無治療ヒストリカルコントロール($n=17$)の平均改善度は10.2±22.4%と，治療群($n=36$)の平均改善度32.8±19.4%と比較した場合，治療群のほうが有意に良好な改善を示し($p=0.0032$，Welchのt検定)，本治療の有効性が確認された。また，静寂下を除くSN比＋10dB，＋5dBも含めたすべての条件で術後1カ月での有意な改善が認められていた(図10)。

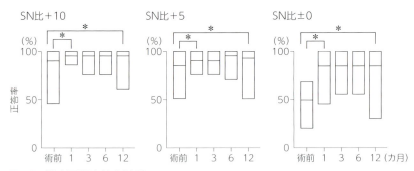

図10　雑音下語音検査結果
すべての条件で術後1カ月での有意な改善が認められた。
＊：$p<0.05$

文献

1) Gartrell BC, Jones HG, Kan A, et al:Investigating long-term effects of cochlear implantation in single-sided deafness: a best practice model for longitudinal assessment of spatial hearing abilities and tinnitus handicap. Otol Neurotol. 2014;35(9):1525-32. PMID: 25158615

2) Kitterick PT, O' Donoghue GM, Edmondson-Jones M, et al:Comparison of the benefits of cochlear implantation versus contra-lateral routing of signal hearing aids in adult patients with single-sided deafness: study protocol for a prospective within-subject longitudinal trial. BMC Ear Nose Throat Disord. 2014;14:7. PMID: 25152694

3) Van de Heyning P, Távora-Vieira D, Mertens G, et al:Towards a unified testing framework for single-sided deafness studies: A consensus paper. Audiol Neurootol. 2016;21(6):391-8. PMID: 28319951

4) 岩崎　聡，大石直樹，宇佐美真一，他．一側性聴覚障害と医学的介入による両耳聴改善に対する自覚的・他覚的評価法の開発と医療的介入と社会支援の必要性判断のためのデータベース化．令和2年度AMED報告書. 2022.

5) Iwasaki S, Sano H, Nishio S, et al:Hearing handicap in adults with unilateral deafness and bilateral hearing loss. Otol Neurotol. 2013;34(4):644-9. PMID: 23657210

6) 高橋優宏，岩崎　聡，西尾信哉，他：一側聾に対する人工内耳の装用効果．Audiol Jpn. 2018;61(4):270-6. 2018.

7) Kitoh R, Moteki H, Nishio S, et al:The effects of cochlear implantation in Japanese single-sided deafness patients: five case reports. Acta Otolaryngol. 2016;136(5):460-4. PMID: 26882310

8) Firszt JB, Holden LK, Reeder RM, et al: Auditory abilities after cochlear implantation in adults with unilateral deafness: a pilot study. Otol Neurotol. 2012;33(8):1339-46. PMID: 22935813

9) Távora-Vieira D, Marino R, Acharya A, et al:The impact of cochlear implantation on speech understanding, subjective hearing performance, and tinnitus perception in patients with unilateral severe to profound hearing loss. Otol Neurotol. 2015;36(3):430-6. PMID: 25594387

10) Sladen DP, Carlson ML, Dowling BP, et al:Early outcomes after cochlear implantation for adults and children with unilateral hearing loss. Laryngoscope. 2017;127(7):1683-8. PMID: 27730647

11) Finke M, Strauß-Schier A, Kludt E, et al:Speech intelligibility and subjective benefit in single-sided deaf adults after cochlear implantation. Hear Res. 2017;348:112-9. PMID: 28286233

12) Perkins E, Rooth M, Dillon M, et al:Simultaneous labyrinthectomy and cochlear implantation in unilateral meniere's disease. Laryngoscope Investig Otolaryngol. 2018;3(3):225-30. PMID: 30062139

13) Häußler SM, Köpke V, Knopke S, et al:Multifactorial positive influence of cochlear implantation on patients with single-sided deafness. Laryngoscope. 2020;130(2):500-6. PMID: 31006873

14) Zeitler DM, Sladen DP, DeJong MD, et al：Cochlear implantation for single-sided deafness in children and adolescents. Int J Pediatr Otorhinolaryngol. 2019；118：128-33. PMID：30623849

15) Dillon MT, Buss E, Rooth MA, et al：Cochlear implantation in cases of asymmetric hearing loss：Subjective benefit, word recognition, and spatial hearing. Trends Hear. 2020；24：2331216520945524. PMID：32808881

16) Sullivan CB, Al-Qurayshi Z, Zhu V, et al：Long-term audiologic outcomes after cochlear implantation for single-sided deafness. Laryngoscope. 2020；130(7)：1805-11. PMID：31710701

17) Falcón Benítez N, Falcón González JC, Ramos Macías Á, et al：Cochlear implants in single-sided deafness. Comparison between children and adult populations with post-lingually acquired severe to profound hearing Loss. Front Neurol. 2021；12：760831. PMID：34803893

18) Achena A, Achena F, Dragonetti AG, et al：Cochlear implant evolving indications：our outcomes in adult patients. Audiol Res. 2022；12(4)：414-22. PMID：36004950

19) Di Micco R, Salcher R, Lesinski-Schiedat A, et al：Long-term hearing outcome of cochlear implantation in cases with simultaneous intracochlear schwannoma resection. Laryngoscope. 2024；134(4)：1854-60. PMID：37676060

20) 松田悠佑, 奥田　匠, 中島崇博, 他：人工内耳装用例における単音節課題での語音明瞭度評価法の比較　― CI2004単音節リストと67-S　語表の成績比較―. Audiol Jpn. 2019；62(3)：211-7.

21) 松田悠佑, 奥田　匠, 上江　愛, 他：人工内耳装用例における語音聴取評価検査語表の成績比較 ―CI2004単音節リストと57S語表の比較―. Audiol Jpn. 2020；30(4)：227-31.

22) Nishio S, Tono T, Iwaki T, et al：Development and validation of an iPad-based Japanese language monosyllable speech perception test (iCI2004 monosyllable). Acta Otolaryngol. 2021；141(3)：267-72. PMID：33320029

23) Matsuda Y, Okuda T, Kamie A, et al：Comparison of speech perception lists used to evaluate Japanese single syllable hearing. Auris Nasus Larynx. 2022；49(3)：383-8. PMID：34674888

24) 松田悠佑, 上江　愛, 山田悠祐, 他：人工内耳装用例に対する単音節検査と単語検査の成績比較　―人工聴覚器のための語音聴取評価検査」iCI2004を用いた検討―. Otol Jpn. 2023；33(3)：155-60.

8

雑音下語音閾値
検査法について

菅原一真

はじめに

　日常生活の会話は通常，背景雑音が存在する中で行われる。難聴者は雑音下での会話の聞き取りにくさを訴えることが多いため，難聴者の検査として雑音下での語音聴力検査が重要となる。また，難聴者は補聴器，人工中耳，人工内耳などの補聴手段を用いて日常生活を送ることが多いが，聴覚閾値が改善しても雑音下での聞き取りは健聴者と比べて困難であることが多いため，機器の効果判定のためには雑音下での検査が頻用される。『補聴器適合検査の指針（2010）』[1]では，57-S語表と環境雑音が音源として提供されており，広く使用されている。また，語音聴取評価検査CI-2004（試案）では，単音節，単語や信号対雑音比（signal to noise ratio：SN比）＋10dBの雑音が提供されている。最近の人工聴覚器の発展に従い，容易に90％以上の正答率が記録されることから，より厳しい条件での検査が必要となった。iPad版日本語語音弁別検査（iCI-2004）では雑音のSN比を変更できるように改良され，SN比＋10dB～SN比－10dBでの検査が可能となっている。

　一方，海外では人工聴覚器装用者の語音聴取を評価する方法として，

マトリックス型の語音聴取検査が使用されるようになってきている。本章では，海外で広く使用されているマトリックス型の語音聴取閾値検査［Oldenburg Sentence Test（OLSA）］について紹介する。

開発の経緯

OLSAはWagenerらによってドイツ語で開発された雑音下での正答率が50％となるSN比を求めるための語音聴取閾値検査であり[2]，Speech Reception Threshold（SRT）を正確に求めることができる。被検者にはスピーカーを用いて5つの単語からなる文章が提示される。文章構造は常に同じで，英語版であれば「Lucy kept nine green flowers」のように，名前，動詞，数詞，形容詞，名詞のカテゴリから構成される。それぞれの単語は各10語からランダムに提示されるようになっており，提示される文章は10の5乗，すなわち100,000通り生成されることになるので，被検者が暗記することは不可能とされ，繰り返し検査を行う際に有利とされる。

雑音は，別のスピーカーより提示され，標準では65dBで固定される。信号音は75dBSPL（SN比＋10dB）や65dBSPL（SN比±0dB）より提示される。提示した文章を被検者に復唱させ，正解すると信号音の提示音圧が低下し，正解できないと提示音圧が上昇して，次の文章が提示される。これを20個の文章で繰り返すことで最終的に正答率50％となるSN比が求められる検査である。現在は，この一連の検査を可能とするソフトウェアが販売されており，各国の言語で使用されている[3~5]。日本語版OLSA（J-Matrix test）の開発も進められ，一般に使用可能な段階となった[6~8]。日本語版では日本の言語体系に合わせて作成されており，提示される文章は「二郎は 小さい おもちゃを 十個 買った」のように名前，形容詞，名詞，数詞，動詞から構成される。

検査の実際

検査環境

　海外での報告では静かなオフィスルームで検査されているものもみられるが，検査のために提示されるもの以外の雑音があると検査結果に影響すると考えられるので，防音室で施行されるべきである。検者とスピーカーの距離は1m必要となるので，後述するように雑音を左右から提示する場合には，ある程度の広さが必要である。また，周囲の反射音は検査結果に影響すると考えられるので，検査室には余分な構造物は置かないようにし，周囲には吸音材を配置し，床には吸音効果のあるカーペットを設置するのがよいと考えられる。どのレベルの防音室が必要であるかは，今後の検討結果が待たれる。

検査設定

　検査用ソフトウェアをインストールしたPC，アンプ付きのスピーカー2台を準備する(図1)。検査室に被検者を着座させ，スピーカーは1m離れた位置で被検者の耳と同じ高さに設置する。ソフトウェアのキャリ

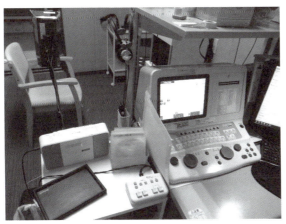

図1　PCとスピーカーの準備

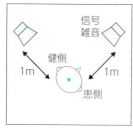 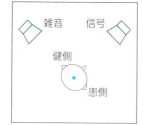 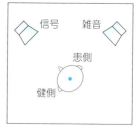

信号音・雑音とも正面
(S_0N_0)

信号音が正面,雑音が90°
(S_0N_{90}, S_0N_{-90})

図2　音声と雑音を提示するスピーカーの設置例
信号音・雑音とも正面(0°)(S_0N_0)，信号音が正面，雑音が90°(S_0N_{90}, S_0N_{-90})の配置を示した。

ブレーション方法に従い信号音を発生させ，被験者の頭部の位置で騒音計を用いて音圧を測定し，正しい音圧が得られるように設定を行う。

信号音（音声）と雑音の提示する方向は，過去の報告では様々である。人工聴覚器による両耳聴を評価する場合は，スケルチ効果が得られ雑音下での聴取が良好となることが知られており，雑音を正面の離れた位置から提示することが有効である。一例として，信号音・雑音とも正面(0°)(S_0N_0)，信号音が正面，雑音が90°(S_0N_{90}, S_0N_{-90})の配置を図2に示す。

検査の実際

雑音に混ざって短い文章が聞こえるので，復唱するように説明する。また一部しか聞き取れなくても聞き取れた部分を復唱するように説明する。検者は被検者の正答した単語を端末上で記録する。記録すると，自動的に次の課題が音圧を変更して提示される。このようにして20文が，被検者に提示され，結果が記録される。所要時間は1つの条件で約4分であり，短時間で正確な語音聴取閾値が求められるとされる。

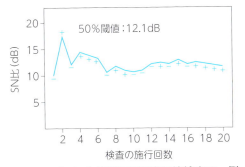

図3 OLSAによる雑音下語音閾値検査の一例
正答率が50%となるSN比が示されている。

検査結果

　検査結果の表示画面を図3に示す。縦軸に提示音圧，横軸に検査の施行回数が示されており，計20回の検査の後，語音聴取閾値が50%となるSN比が表示されている。

検査の標準化に向けて

　本検査はわが国においても施行できる施設が増加しつつあるが，日本語版の正常値は明らかにされていない。OLSAは多くの言語で使用されているが，ドイツ語版では$-7.1±1.1$dB[7]，フィンランド語版で$-9.7±0.7$dB[4]，フランス語版で$-6.0±0.6$dB[9]のように言語によって健聴者の値は異なる。わが国で標準的な検査として普及させるためには，臨床データの集積が必要と考えられる。また，検査結果は年齢による影響を受けることから，年齢別の正常値についても検討する必要がある。日本語版においても，検査環境(防音室)，難聴罹患期間，提示音圧，雑音の提示方向などによる影響は検討されておらず，他言語版と比較しながら，検討する必要がある。現在，OLSA日本語版の臨床データを集積する試みが進行しつつあり，今後の展開が期待される。

HINT (Hearing in Noise Test) について

8 -1

佐藤　崇

はじめに

OLSA以外にも雑音負荷時の語音聴取能力を評価する目的に開発された HINT (Hearing in Noise Test) も海外では使用されている。HINT について紹介する。

開発の経緯

HINTは，文素材を用いて雑音負荷の条件で補聴器等の装用効果を評価する目的で，1994年に House Ear Institute において Michael Nilsson, Sigfred Soli らによって開発された[10]。米国では日常の臨床や研究の場において広く用いられており，人工内耳の適応や効果の判断指標としてFDA (米国食品医薬品局) による推奨を受けた検査となっている。このような経緯のもとグローバル化した世界に対応できるよう，検査結果が多言語間で比較できる語音聴力検査として英語以外に，中国語 (北京語，広東語)，スペイン語，フランス語でのHINTが開発されてきた[11]。日本でも，57-S語表や67-S語表の単音節語表による検査が一般的であったが，NIDEK社支援のもと久保らにより Japanese HINT (J-HINT) が開発された。

検査の特徴

　音声信号を会話文とし，雑音を一定の音圧に設定し，適応法により被検者回答の正誤に応じて自動で音声レベルが制御するため，SN比が固定して検査を行うと生じてしまう天井効果および床効果を解消してくれる。英語版での提示文章は，10個の文章を1リストとして，25リストから構成されている。

日本語版検査文の開発（J-HINT）

　700〜800の日常生活で用いられる短文を作成し，不自然な文は破棄した。また，標準語を用いるナレーターにより録音された各文の時間実効値を計算し，各文間ではほぼ等しくなるように調整した。各検査文に対応した長時間スペクトラムノイズ（スピーチノイズ）を作成し，検査文と合成した仮検査提示音サンプルを作成した。そして，検査音をSN比−5dB，SN比−7dBで固定し（検査音圧は65dB），健聴者10名を対象に明瞭度を測定し，被検査者全員が正解もしくは不正解の文は棄却した。明瞭度の結果から正解値70％を基準にスピーチノイズをスケーリングして，新たな検査提示音サンプルを作成し，240の検査文を開発した。各文の音素の種類や数を調べて，10文を1リストとしてリスト間の音素構成に格差がないように組み合わせて24リストを作成した。各リストでの健聴者の閾値を測定して，2リストを合わせた閾値がリスト間でほぼ等しい12リスト（各20文）を検査文として編成した（表1）[12〜15]。

表1　Japanese HINT第1リスト

> 1. 朝ご飯を　食べて　元気に　出かけた
> 2. ばっさり　髪を　切って　さっぱりした
> 3. 音楽に　合わせて　楽しく　踊る
> 4. トラックに　荷物を　積んで　引っ越した
> 5. 歯磨きを　忘れると　虫歯になる
> 6. やっと　町の　灯りが　見えてきた
> 7. 夏は　麦藁　帽子が　必要だ
> 8. 起きたら　すぐに　ラジオ体操を　します
> 9. 窓から　ぼんやり　景色を　眺めた
> 10. お盆休みは　全国　静かです
> 11. 新しい　鞄に　名札を　つけた
> 12. 宝くじが　みごとに　当たって　うれしい
> 13. デパートへ　行くのに　地下鉄を　利用した
> 14. 日差しが　強くて　サングラスを　かけた
> 15. お母さんが　作る　ご飯は　おいしい
> 16. 体が　弱いので　鍛えて　います
> 17. 毎日　犬が　迎えて　くれます
> 18. 子供が　いたずらして　ひどく　怒られた
> 19. すみませんが　お醤油を　取って　下さい
> 20. 汚れた　洋服を　洗濯しました

1文は4〜6文節の短文で，音素の出現頻度はリスト間で等価
性が保たれている。

検査の実際

　この検査では，ヘッドホン使用あるいは，音場での実施が可能である。
音場検査では，検査文は常に被検者の正面から提示されるが，雑音は音
声と同じ正面のスピーカーより提示する場合，右側（＋90°），左側（－
90°）からそれぞれ提示する場合があり，3条件での検査が可能である
（図4）。もちろん静寂下での一定の音圧における検査文の正答語数を用
いて語音明瞭度閾値を測定することもできる。

　雑音レベルは65dBに固定する。検査文の提示については，まず第1
文が正答するまで提示音圧を上昇させる。第2文以降は1回限り提示し

て，正答すれば提示音圧を下げ，誤答すれば提示音圧を上げる適応法を用いて行う。初めの5文は4dBステップで調整し，その後は2dBステップで提示する。そして提示5文目から20文までで文全体が正しく聞き取れたものを正答とし，50％の確率で聴取できた閾値（RTS）を計算し，雑音レベルとの差であるSN比を算出する（図5）。

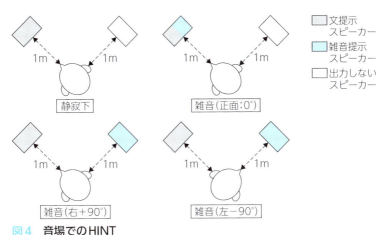

図4　音場でのHINT
検査文は常に被検者の正面から提示される。

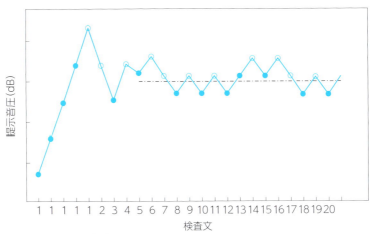

図5　HINTの測定方法
第1文は，正解するまで繰り返し提示。正誤に応じて次の文の音圧を変化させる。破線は，第4文〜20文において50％の確率で聴取可能な提示音圧を示している。

HINTとOLSAとの違い

　HINTでは，既に決まった会話文10個が1リストになっているのに対して，OLSA検査では，1文が名前，動詞，数詞，形容詞，名詞の5つのカテゴリから無作為に構成されることから，提示される検査文章の種類が多いという違いがある。日本語版での両検査結果の比較はないが，英語でのHINTとOLSAでの適応法によるSN比は，OLSAのほうが有意に良好な結果を示すと報告されている[16]。これは，OLSAでは文章の5つのカテゴリが常に順番どおりに並んでいるという規則性があり，HINTより推測しやすいことが影響しているかもしれない。また，提示音圧を一定にして雑音を変えていきながら各SN比での正答率を示した明瞭度曲線では，HINTでは勾配がOLSAと比較してやや急であると報告されている[16]。

8 -2 補聴器による成績

小山田匠吾

はじめに

　軽度～中等度の一側性難聴の場合は通常の気導補聴器が適応となるが，高度～重度の場合には通常の気導補聴器では補聴が不十分であることがある。よって，一側性高度・重度難聴に対する補聴器としてCROS補聴器（contralateral routing of signals hearing aid）が使用されている。

CROS補聴器の成績

　CROS補聴器の仕組みについては，☞6章2「補聴器による成績」で述べた通りである。真の両耳聴効果を得ることはできないが，頭部陰影効果を解消し，音声言語で約6dB，500Hzで15dBの減衰分を改善することができる。CROS補聴器の雑音下語音聴取の効果について，海外の報告では雑音下語音聴取の評価方法として閾値検査にて評価している報告が多く，検査語音や雑音の提示方法によって結果が異なることが報告されている[17, 18]。一側性高度難聴者を対象とした人工内耳，CROS補聴器，骨導補聴器を比較したランダム化比較試験の報告[7]では，CROS補聴器の場合，被験者の正面から検査語音と雑音を提示した場合には改善を認めなかったのに対し，良聴耳側から雑音，不良聴耳

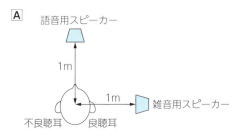

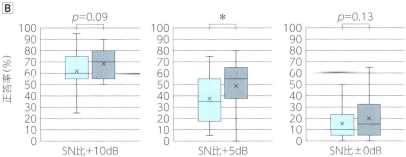

図6　CROS補聴器による雑音下語音
A：スピーカー配置図
B：結果。SN比+10dB，+5dB，±0dBの3条件で実施。
＊：$p<0.05$

(文献14より改変)

側から検査語音を提示した場合には改善したという結果であった。逆に良聴耳側から検査語音，不良聴耳側から雑音を提示した場合には悪化したという結果であった。このように，雑音の音圧や検査語音・雑音の提示条件により結果が異なってくることがわかった (図6)[19]。

Baha[R]の成績

　海外では埋め込み型骨導補聴器(bone-anchored fearing aid：Baha[R])が，一側性高度難聴の多くの患者に対して実施されている。骨導補聴器の場合でもCROS補聴器と同様に検査語音や雑音の提示方法によって結果が異なることが報告されている一方で，一側性高度・重度難聴に対するCROS補聴器と骨導補聴器の比較では，被験者の正面から検査語音と雑音を提示した場合には骨導補聴器のほうが良好であったという報告もある[20, 21]。

CROS補聴器試聴の効果

　筆者ら[19]の報告では一側性高度難聴者でCROS補聴器を試聴した者のうち，約1/4がCROS補聴器購入に至っている。購入した患者の割合は多くはなかったが，CROS補聴器による利益を実感し購入に至ったと思われる。CROS補聴器は一側性難聴の非侵襲的な介入方法のひとつであり，一側性高度難聴に対してはCROS補聴器の試聴とその効果を評価する必要があると思われる。

8-3 人工内耳による成績：先進医療の成績

高橋優宏

雑音下語音閾値検査の概要

先進医療において有効性評価のひとつとして実施した。

術前および人工内耳装用開始後1，3，6，12カ月後に，裸耳または補聴状態（術前は補聴器，術後は人工内耳）で，Adaptive Speechテスト用ソフトウェアを用いて検査を実施した。ソフトウェアは，語音聴取評価検査CI-2004（試案）の文章問題を提示し，以下4種類の条件で実施した。

①検査用語音および雑音を正面（0°）に設置（S_0N_0）

②検査用語音は正面（0°），雑音は罹患側方向（正面から90°）に設置（S_0N_{ssd}）

③検査用語音は患側方向（正面から90°），雑音は良聴耳（非術耳）方向（正面から90°）に設置（$S_{ssd}N_{nh}$）

④検査用語音は正面（0°），雑音は良聴耳（非術耳）方向（正面から90°）に設置（S_0N_{nh}）

雑音は65dBSPLで提示し，提示音圧は65dBSPLから正答率に応じて変動される。結果は正答率が50%（語音了解閾値）となるSN比で示した。

結果

Adaptive Speechテストの結果は静寂下，①S_0N_0，②S_0N_{ssd}，③$S_{ssd}N_{nh}$，④S_0N_{nh}の各条件で，それぞれ平均-2.47 ± 2.54dB，-6.85

±5.41dB，2.37±4.33dB，−3.31±4.76dBであったものが，術後
12カ月時点では，それぞれ平均−3.71±1.23dB，−8.93±3.60dB，
−0.12±3.52dB，−2.82±2.00dBと，S_0N_{nh}条件以外の3条件では
改善を認めていた（表2）。このうち，①S_0N_0と③$S_{ssd}N_{nh}$の条件では，
術前と術後12カ月時点での聴取成績に統計学的有意差が認められ，術
後のほうが有意に良好であった（$p < 0.005$，対応のあるt検定）。

　Adaptive Speechテストにおいて雑音スピーカーが罹患側にある
場合，術前から正答率が高い結果となるため，②のS_0N_{ssd}の条件では
有意差が出現しにくくなる。そのため，一側性難聴の両耳聴検査とし
て雑音スピーカーの位置は，良聴耳（非術耳）をマスクする③の配置
（$S_{ssd}N_{nh}$）が至適条件と言える。

表2　Adaptive Speech テストの結果（正答率%，$n = 36$）

	術前		術後12カ月		p値（対応の あ るt検定）
	平均	標準偏差	平均	標準偏差	
①S_0N_0	−2.47dB	2.54	−3.71dB	1.23	0.0028
②S_0N_{ssd}	−6.85dB	5.41	−8.93dB	3.60	0.0662
③$S_{ssd}N_{nh}$	2.37dB	4.33	−0.12dB	3.52	0.0037
④S_0N_{nh}	−3.31dB	4.76	−2.82dB	2.00	0.5072

文献

1) 小寺一興，細井裕司，真鍋敏毅，他：補聴器適合検査の指針（2010）について．Audiol Jpn. 2010；53(6)：708-26.

2) Wagener K, Brand T, Kollmeier B：Entwicklung und Evaluation eines Satztests für die deutsche Sprache. I-III: Design, Optimierung und Evaluation des Oldenburger Satztests (Development and evaluation of a sentence test for the German language. I-III: Design, optimization and evaluation of t he Oldenburg sentence test). Zeitschrift für Audiologie (Audiological Acoustics). 1999；38：4-15.

3) Hochmuth S, Brand T, Zokoll MA, et al：A Spanish matrix sentence test for

assessing speech reception thresholds in noise. Int J Audiol. 2012;51(7):536-44. PMID: 22537033

4) Dietz A, Buschermöhle M, Aarnisalo AA, et al:The development and evaluation of the Finnish Matrix Sentence Test for speech intelligibility assessment. Acta Otolaryngol. 2014;134(7):728-37. PMID: 24807850

5) Potts LG, Olivo AM, Reeder RM, et al:Evaluation of the American English Matrix Test with Cochlear Implant Recipients. Int J Audiol. 2024;63(5): 342-8. PMID: 36896781

6) 岡　龍也，中市健志，山岡香央，他：雑音下文聴取閾値検査(J—HINTとJ—Matrix Test)―第1報―. Audiol Jpn. 2022;65(5):333.

7) Kollmeier B, Warzybok A, Hochmuth S, et al:The multilingual matrix test: Principles, applications, and comparison across languages: A review. Int J Audiol. 2015;54 Suppl 2:3-16. PMID: 26383182

8) 坂本修一：単語・文章了解度試験を用いた様々な聴取環境における音声聴取能力測定手法の開発. 電子情報通信会技研報. 2019;118(426):5-8.

9) Jansen S, Luts H, Wagener KC, et al:Comparison of three types of French speech-in-noise tests: a multi-center study. Int J Audiol. 2012;51(3):164-73. PMID: 22122354

10) Nilsson M, Soli SD, Sullivan JA, et al:Development of the Hearing in Noise Test for the measurement of speech reception thresholds in quiet and in noiseJ Acoust Soc Am. 1994;95(2):1085-99. PMID: 8132902

11) Sigfrid Soli，城間将江，井脇貴子，他：多言語による語音聴力検査HINT (Hearing in Noise Test) 開発の背景―Japanese HINTの意義―. Audiol Jpn. 2002;45(5):497-8.

12) 井脇貴子，城間将江，久保　武，他：HINT-Japanese雑音下における語音聴取閾値検査の開発. Audiol Jpn.1999;42(5):421-2.

13) 井脇貴子，城間将江，久保　武，他：HINT-Japanese (雑音下における語音聴取検査) Norming study. Audiol Jpn. 2000;43(5):499-500.

14) 井脇貴子，城間将江，久保　武，他：HINT-Japanese (雑音下における語音聴力検査) Norming study 2. Audiol Jpn. 2001;44(5):561-2.

15) 井脇貴子，城間将江，久保　武，他：Japanese-HINT (雑音下における語音聴力検査) Norming study 3 ―無響室における検査―. Audiol Jpn. 2002;45(5):499-500.

16) Harianawala J, Galster J, Hornsby B:Psychometric Comparison of the Hearing in Noise Test and the American English Matrix Test. J Am Acad Audiol. 2019;30(4):315 26. PMID: 30461418

17) Peters JPM, van Heteren JAA, Wendrich AW, et al:Short-term outcomes of cochlear implantation for single-sided deafness compared to bone conduction devices and contralateral routing of sound hearing aids-Results of a Randomised controlled trial (CINGLE-trial). PLoS One. 2021;16(10):e0257447. PMID: 34644322

18) Marx M, Mosnier I, Venail F, et al:Cochlear Implantation and Other Treatments in Single-Sided Deafness and Asymmetric Hearing Loss: Results of a National Multicenter Study Including a Randomized Controlled Trial. Audiol Neurootol. 2021;26(6):414-24. PMID: 33789270

19) Oyamada S, Takahashi M, Furutate S, et al:Speech perception in noise and sound localization for cochlear implant with single-sided deafness compared with contralateral routing of signal hearing aids. Otol Neurotol. 2023;44(4):331-8. PMID: 36946362

20) Niparko JK, Cox KM, Lustig LR:Comparison of the bone anchored hearing aid implantable hearing device with contralateral routing of offside signal amplification in the rehabilitation of unilateral deafness. Otol Neurotol. 2003; 24(1):73-8. PMID: 12544032

21) Wazen JJ, Spitzer JB, Ghossaini SN, et al:Transcranial contralateral cochlear stimulation in unilateral deafness. Otolaryngol Head Neck Surg. 2003;129(3): 248-54. PMID: 12958575

9 一側性難聴に対する
リハビリテーション方法

9-1 ダイレクト・インプット (DI) 法を
用いた聴覚リハビリテーション

松田悠佑

はじめに

　人工内耳は音入れ後すぐに良好な聞こえが得られるわけではなく，その後，適切なリハビリテーション（以下，リハビリ）が行われることで徐々に音や言葉の聴取が可能になってくる。語音聴取の改善には語音の弁別能を高めることが必要なわけだが，語音弁別能を高めるには，音の検出と，検出した音の弁別，そして語音として聞き分ける能力が必要である。そして，これらの能力をより効率的に得るにはリハビリが重要となってくる。

　人工内耳術後の効果的なリハビリ方法としてダイレクト・インプット法 (DI法) がある[1~14]。DI法は装用しているデバイス（人工内耳プロセッサ，補聴器）と音源が録音された電子機器（iPadなど）を接続することにより，音場を経由することなく入力を行う方法である（図1）。

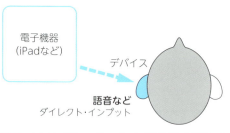

図1 ダイレクト・インプット(DI)法の概略図

DI法のメリット

　難聴側，つまり人工内耳や補聴器によって補聴された側のリハビリを行う場合，刺激音を良聴耳で拾ってしまわないように良聴耳を遮蔽する必要がある。しかし，DI法の場合はそもそも音場を経由した刺激ではないため良聴耳を遮蔽するためのイヤーマフなどを用意する必要がない。そのため訓練内容の教示は肉声で行いつつ，課題はデバイスへ行うというシンプルかつ効率的なリハビリが可能となる。次に本手法は自宅でも安定したリハビリが可能である点が，メリットとして挙げられる。これまで自宅で行ってきたリハビリは，スピーチトラッキングをはじめ，装用者自身が発声や音読を行いそれを聴覚的にフィードバックする方法や，同居されているご家族と会話を行い補聴された聴覚を活用する方法が主である。これらの方法は簡便である一方，装用者もしくはご家族の自主性に委ねられる部分が大きい。これは言語聴覚士にも原因があると考えられ，「装用時間を長くし可能な限り会話や音を聞いてください」などと，患者に漠然と伝えてしまうことが多く，患者・家族は具体的なリハビリの設定が難しい。しかし，DI法であれば1セッションを1時間行うなど，装用者のレベルに合った課題と方法，頻度など具体的なスケジュールを提案することができる。また院内でのリハビリにおいても，同じ施設内であっても担当する言語聴覚士によって声質や声量などが異なっていたが，デジタル音源を使用する本手法では言語聴覚士の性

別や年齢，経験年数にかかわらず安定したリハビリを提供できる。

補聴機器とMP3プレイヤーの接続方法

MED-EL社製プロセッサ

音源再生機器とAudioLinkを付属のケーブルにて接続，AudioLinkとプロセッサをワイヤレス接続する（図2）。

補聴器（例：Phonak）

音源再生機器とロジャーオンのケーブルにて接続，ロジャーオンと補聴器をワイヤレス接続する（図3）。

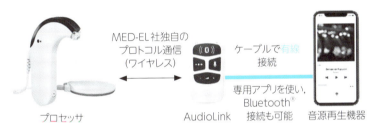

図2　MED-EL社製プロセッサ
（資料提供：MED-EL Japan）

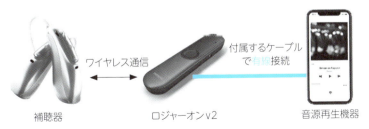

図3　補聴器
最近はBluetooth®対応のMP3プレイヤーもあるため，補聴器と直接Bluetooth®でつなげる場合もある。
（資料提供：ソノヴァ・ジャパン）

9 -2 ダイレクト・インプット（DI）法の実際

松田悠佑

はじめに

　筆者が実際に行なっているDI法による聴覚リハビリの課題を示す。また一例として本訓練を実施し語音聴取成績の改善を認めたCI術後症例を紹介する。

症例

46歳女性

幼少期より両側高度の感音難聴を認め両耳への補聴器装用にて経過をみていた。その後徐々に難聴増悪し20歳時に左重度難聴，30歳時に右重度難聴となった。そして44歳時に右，45歳時に左CI手術（MED-EL社）を受けた。術後の音入れはスムーズに行われていたが，難聴期間が長いこともありCI装用下での語音聴取が思うように改善せず成績が停滞しているとのことであった。そこで，DI法による聴覚リハビリを目的に当院へ紹介となった。当院での聴覚リハビリ開始前の語音聴取成績として右CI（術後1年9カ月）はiCI-2004単音節にて45％，iCI-2004成人単語にて48％であった。左CI（術後9カ月）はiCI-2004単音節にて20％，iCI-2004成人単語にて28％であった。

DI法のスケジュール

　DI法のスケジュールとして初回にワイヤレス機器（本症例はMED-EL社製AudioLink）とCIプロセッサそしてMP3プレーヤーの接続を行う。そして，訓練内容をレクチャー（初回はステップ1）する。その後，それぞれのステップで使用する音源をMP3プレーヤーにて提供し，次回受診日までは自宅でのホームワークとして朝夕10分程度ずつ繰り返し実施してもらう。そして，課題として提供したステップを概ねクリアしたら次のステップへと進むという，いたってシンプルかつ簡便なものである。

DI法における各ステップと訓練内容

　訓練は難易度ごとに全部で6ステップあり，語音聴取に必要な能力である音の検出と識別，弁別から始め，最終的には雑音下での語音聴取というより日常生活でのことばの聞きとりに近い内容となっている。以下に各ステップにおける訓練内容を簡単に紹介する。

DI法ステップ1：音の検出と識別訓練

　デジタル音源化されたピアノの音を順序よく聴かせ，それぞれの音を検出・識別できるようにする。ピアノの音階はC5（523Hz）からC8（4,186Hz）までを使用することで語音聴取に比較的重要な周波数の音を検出，識別できるようにする。

DI法ステップ2：ピッチの弁別訓練

　ステップ1で使用したピアノの音をランダムに組み合わせ再生する。組み合わせのパターンは2種の音をランダムに3つ並べ作成する（音A─音B─音Aなど）。症例はその音が「高→低→高」「低→高→低」など音

の高低を聞き分けできるようにする。

DI法ステップ3：日本語単音節の弁別訓練

いわゆる50音（清音，濁音，半濁音，幼音）を順に提示し聞き取る訓練である（あ，い，う，え，お。か，き，く，け，こ。など）。聞き取る際は視覚的な情報として50音表を見ながら聞くことでそれぞれの音の違いを認識できるようにする。

DI法ステップ4：日本語単音節の弁別訓練

50音を聞き取る訓練であるが，ステップ4ではア行，カ行など行に沿って再生されるが，ここではア段（あ，か，さ，た，な，・・・）など段に沿って再生される。これは異聴しやすい同一の母音を用いた単音節を用いることでそれぞれの違いを意識することができる。

DI法ステップ5：子音の弁別訓練

「母音/子音/母音」の形に生成された音声の聞き取りを行う（a/s/a：あさ，a/t/a：あた，など）。これは子音の弁別能力を高めるための訓練である。

DI法ステップ6：単語の弁別訓練

単語の聞き取りを行う訓練である。このステップでは静寂下から雑音を付加したものまで様々な音源を使用し，より日常生活に近い語音聴取の訓練を行うことができる。

リハビリ経過と語音聴取成績の推移

上記の課題はそれぞれ3～4週間実施した。その結果，左右ともに語音聴取成績の改善を認めた（図4）。

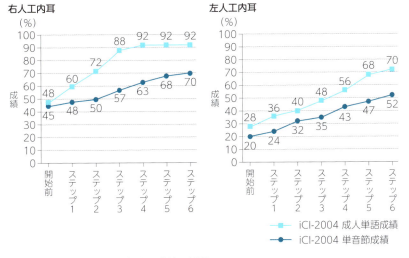

図4　リハビリ経過と語音聴取成績の推移

まとめ

　CI術後の聴覚リハビリについてはスピーチトラッキングなど語音を用いたものがほとんどである。語音を用いた課題の場合，ある程度の語音聴取の改善を認めている例であれば継続して行うことは可能であるが，語音聴取能力が低い例の場合，用意された課題が高難度となる。ここでお示しした課題は音の検出と識別という難易度の易しい課題からスタートすることで継続した聴覚リハビリが可能となる。また，本症例においては術後9カ月から1年9カ月と時間が経過した例にもかかわらず，語音聴取の改善を認めたことのメリットは大きい。

　本手法については実施している施設も少なく，頻度や時間など議論していく事項はいくつかあるが装用者にとっても医療者にとっても導入すべき聴覚リハビリである。

文献

1) Tyler RS, Witt SA, Dunn CC, et al: Initial development of a spatially separated speech-in-noise and localization training program. J Am Acad Audiol. 2010; 21(6): 390-403. PMID: 20701836

2) Oba SI, Fu QJ, Galvin JJ 3rd: Digit training in noise can improve cochlear implant users' speech understanding in noise. Ear Hear. 2011; 32(5): 573-81. PMID: 21389857

3) Zhang T, Dorman MF, Fu QJ: Auditory training in patients with unilateral cochlear implant and contralateral acoustic stimulation. Ear Hear. 2012; 33(6): e70-9. PMID: 22622705

4) Ingvalson EM, Lee B, Fiebig P, et al: The effects of short-term computerized speech-in-noise training on postlingually deafened adult cochlear implant recipients. J Speech Lang Hear Res. 2013; 56(1): 81-8. PMID: 22744139

5) Schumann A, Serman M, Gefeller O, et al: Computer-based auditory phoneme discrimination training improves speech recognition in noise in experienced adult cochlear implant listeners. Int J Audiol. 2015; 54(3): 190-8. PMID: 25549690

6) Barlow N, Purdy SC, Sharma M, et al: The effect of short-term auditory training on speech in noise perception and cortical auditory evoked potentials in adults with cochlear implants. Semin Hear. 2016; 37(1): 84-98. PMID: 27587925

7) Ihler F, Blum J, Steinmetz G, et al: Development of a home-based auditory training to improve speech recognition on the telephone for patients with cochlear implants: A randomised trial. Clin Otolaryngol. 2017; 42(6): 1303-10. PMID: 28317321

8) Moberly AC, Vasil K, Baxter J, et al: Comprehensive auditory rehabilitation in adults receiving cochlear implants: A pilot study. Laryngoscope Investig Otolaryngol. 2020; 5(5): 911-8. PMID: 33134539

9) Reynard P, Attina V, Idriss S, et al: Effect of serious gaming on speech-in-noise intelligibility in adult cochlear implantees: A randomized controlled study. J Clin Med. 2022; 11(10): 2880. PMID: 35629004

10) Völter C, Stöckmann C, Schirmer C, et al: Tablet-based telerehabilitation versus conventional face-to-face rehabilitation after cochlear implantation: prospective intervention pilot study. JMIR Rehabil Assist Technol. 2021; 8(1): e20405. PMID: 33709934

11) Magits S, Boon E, De Meyere L, et al: Comparing the outcomes of a personalized versus nonpersonalized home-based auditory training program for cochlear implant users. Ear Hear. 2023; 44(3): 477-93. PMID: 36534665

12) Reis M, McMahon CM, Távora-Vieira D, et al: Effectiveness of computer-based auditory training for adult cochlear implant users: A randomized crossover study. Trends Hear. 2021; 25: 23312165211025938. PMID: 34591702

13) Dornhoffer JR, Reddy P, Ma C, et al: Use of auditory training and its influence on early cochlear implant outcomes in adults. Otol Neurotol. 2022; 43(2): e165-d73. PMID: 34772887

14) Kerneis S, Galvin JJ 3rd, Borel S, et al: Preliminary evaluation of computer-assisted home training for French cochlear implant recipients. PLoS One. 2023; 18(4): e0285154. PMID: 37115775

10

人工内耳の
電極選択について

宇佐美真一，西尾信哉

一側性難聴に対する人工内耳

　一側性難聴症例に対する人工内耳治療においては，一側の聴取が正常ないしは補聴器が利用できるレベルの聴力が残存しているため，良聴耳側で聴取する自然の音と，人工内耳を介して聴取する音の差を可能な限り小さくすることが，より良い両耳聴実現のために非常に重要である。以下に人工内耳を介して聴取する音情報を良聴耳側で聴取する自然の音に近づけるという視点から，人工内耳電極の選択に関して概説する。

蝸牛サイズの個人差と電極長

　音刺激を受容する蝸牛は2.75回転のラセン状の構造をしているが，そのサイズには個人差があることが知られており，CT画像の三次元再構築画像や簡易の計算式を用いて蝸牛長の推定が行われ報告がなされている[1~4]。欧米を中心とした諸家の報告によると，ヒト蝸牛のサイズは約34mm程度（28.4~42.0mm）と推定されている。最近，筆者らのグループから，わが国の難聴患者（内耳奇形症例は除く）の蝸牛サイズの

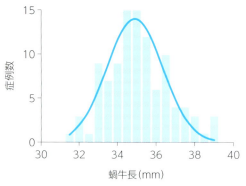

図1 わが国の難聴患者（内耳奇形症例を除く）の蝸牛サイズの分布
（文献5より引用）

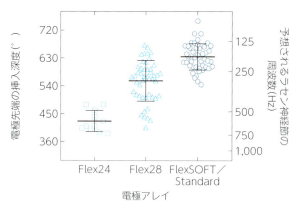

図2 電極の種類と挿入深度，および予想されるラセン神経節の周波数
（文献1より引用）

測定を実施した結果を報告したが，日本人難聴患者の蝸牛サイズは平均35.1mmであり，海外の報告とほぼ同程度で，蝸牛のサイズには人種差がないことが明らかとなった。しかしながら，同じ日本人であっても31.7〜39.1mmと個人差があり，ほぼ正規分布を呈することが明らかとなった（図1）[5]。

このように蝸牛のサイズには個人差があるため，同一の長さの人工内耳電極アレイを蝸牛に挿入した場合であっても，挿入される深度（angular insertion depth)は，患者の蝸牛のサイズにより異なる(図2)[1]。

　従来，蝸牛内のどの部位までラセン神経節が存在しているのかが議論されてきたが，最新のシンクロトロン放射光を光源とした位相イメージング技術を用いた検討により，ラセン神経節は平均720°（662～799°）まで存在していることが明らかとなった[6]。したがって，通常の（内耳奇形を伴わない）ヒト蝸牛であれば，おおよそ720°まではラセン神経節が存在しており，人工内耳を介した電気刺激を受容することが可能であると考えられる。

電極長と音の高さに関して

　人工内耳は蝸牛の働きのひとつであるtonotopyを模して作られており，蝸牛に挿入された電極アレイのうち，基底回転部の電極から電気刺激を行うことで高音を，先端部分の電極から電気刺激を行うことで低音を聴取する仕組みとなっている。特に短い人工内耳電極アレイを用いた場合に問題となるのが，人工内耳電極を介して電気刺激を行う電極の位置と，本来の有毛細胞の位置から計算される担当周波数との間にミスマッチが生じることである。

　長さの異なる3種類の電極を用いた場合の，各電極の挿入位置と各電極の担当する音の高さを(図3)[7, 8]に示す。黒線のGreenwood[7, 8]の式で計算された本来の蝸牛の位置（黒実線）と担当周波数の相関と比較して，短い電極（Flex24）を用いた場合には特に低音部でミスマッチが大きくなり，本来約720°の位置で聴取すべき低音を450°の位置で聴取する状況となっている。一方，長い電極を用いた場合にはこのミスマッチが小さくなっているのがわかる。

　このミスマッチが人工内耳を介した音聴取に及ぼす最も大きな影響は，本来の音の高さよりも高い音に聞こえてしまうupward shiftである。特に一側性難聴の場合には，良聴耳側で聴取する自然の音と人工内耳を

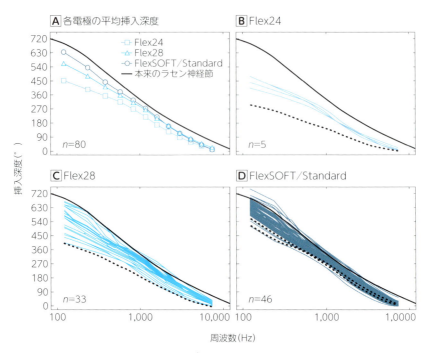

図3 電極の種類と挿入深度，および担当周波数　　　（文献1より引用）

介して聴取する音の高さが異なるという左右差が存在し，不自然な印象を受ける大きな要因となっている。Dormanらが18.5mmの短い電極アレイを用いた一側性難聴患者を対象に実施した研究では，術後数カ月および3年後のいずれにおいても，言葉の聞き取りに重要なFormantの周波数に関して＋100〜＋500Hzのupward shiftが認められ，その結果としていわゆるミッキーマウスのような声として聞こえることを報告している[9]。一方，蝸牛の約2回転をカバーする28mmの電極アレイを用いた場合には，蝸牛内の電極の位置と本来聴取していた音の高さとのミスマッチが小さいことより，ほとんどupward shiftが認められなかったことを報告している[10]。

一側性難聴患者においては良聴耳側で聴取する自然の音と，人工内耳を介して聴取する音の高さをマッチさせることが，より自然な聴取に必

要であるため，各個人の蝸牛のサイズを計測し，ラセン神経節の分布している約720°までをカバーすることが可能な長さの電極アレイを選択することが望ましいと考えられる。

電極長と雑音下での語音聴取

実際の言葉の聴取における電極アレイの長さの影響に関しても，複数の報告がなされている。Canfarottaらは同一メーカーの24mmの電極アレイを用いた症例と31.5mmの電極アレイを用いた両側性感音難聴症例の語音聴取成績の比較を行い，静寂下［Consonant-Nucleus-Consonant（CNC）word recognition test］および雑音下［Hearing in Noise Test（HINT）・信号対雑音比（signal-to-noise ratio：SN比）＋10dB］のいずれにおいても，31.5mmの電極アレイを用いたほうが成績良好であることを報告しており，特に雑音下での聴取のほうが電極間の差が大きかった（図4）[11]。

同様の傾向は別のメーカーの電極を用いた検討でも報告されている。Nassiriらは別のメーカーの同一の電極アレイを挿入した両側性感音難

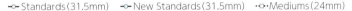
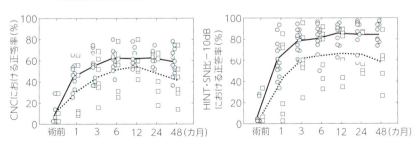

図4　電極の長さと語音聴取
長さの異なる電極を用いた症例の静寂下および雑音負荷条件下での語音聴取成績を示す。特に雑音負荷条件下では電極間の差が大きく，長い電極を用いた群のほうが聴取成績が良好であった。

(文献11より改変)

聴症例を対象に，蝸牛内の挿入深度（angular insertion depth）と語音聴取成績に関して検討を行った。その結果，深く電極挿入された症例のほうが，術後聴取成績が良好であったことを報告している[12]。したがって，蝸牛内の深くまで電極を挿入したほうが良好な語音聴取成績が得られるということは，人工内耳メーカーを問わず普遍的な現象であると言える。

　一側性感音難聴に対する人工内耳治療においても，雑音下での語音聴取成績は重要であり，より深い挿入深度の得られる人工内耳電極を選択することのメリットが大きいと言える。また，わが国で実施された先進医療B「一側性高度難聴に対する人工内耳挿入術」の結果は，28mmの電極アレイを用いて得られた結果であり，そのまま短い電極に当てはまるものではないことに留意が必要である。

まとめ

　このように電極アレイの長さは，一側性難聴患者に対する人工内耳の治療成績に影響を及ぼす重要な要因であり，蝸牛のサイズに応じた長さの電極アレイを選択することは，両耳間での音の高さをマッチさせるのみならず言葉の聴取という観点からも非常に重要である。実際の治療に際しては，各個人の蝸牛のサイズを計測し，ラセン神経節の分布している約720°までをカバーすることが可能な長さの電極アレイを選択することが推奨される。

文献

1) Canfarotta MW, Dillon MT, Buss E, et al：Frequency-to-place mismatch：Characterizing variability and the influence on speech perception outcomes in cochlear implant recipients. Ear Hear. 2020；41(5)：1349-61. PMID：32205726

2) Lovato A, Marioni G, Gamberini L, et al：OTOPLAN in cochlear implantation for far-advanced otosclerosis. Otol Neurotol. 2020；41(8)：e1024-8. PMID：32569151

3) Khurayzi T, Almuhawas F, Sanosi A：Direct measurement of cochlear parameters for automatic calculation of the cochlear duct length. Ann Saudi Med. 2020；40(3)：212-8. PMID：32493102

4) Spiegel JL, Polterauer D, Hempel JM, et al：Variation of the cochlear anatomy and cochlea duct length：Analysis with a new tablet-based software. Eur Arch Otorhinolaryngol. 2022；279(4)：1851-61. PMID：34050805

5) Yoshimura H, Watanabe K, Nishio SY, et al：Determining optimal cochlear implant electrode array with OTOPLAN. Acta Otolaryngol. 2023；143(9)：748-52. PMID：37737708

6) Li H, Helpard L, Ekeroot J, et al：Three-dimensional tonotopic mapping of the human cochlea based on synchrotron radiation phase-contrast imaging. Sci Rep. 2021；11(1)：4437. PMID：33627724

7) Greenwood DD：Auditory masking and the critical band. J Acoust Soc Am. 1961；33(4)：484-502.

8) Greenwood DD：Critical Bandwidth and the Frequency coordinates of the basilar membrane. J Acoust Soc Am. 1961；33(10)：1344-56.

9) Dorman MF, Natale SC, Noble JH, et al：Upward shifts in the internal representation of frequency can persist over a 3-year period for cochlear implant patients fit with a relatively short electrode array. Front Hum Neurosci. 2022；16：863891. PMID：35399353

10) Dorman MF, Natale SC, Baxter L, et al：Approximations to the voice of a cochlear implant：Explorations with single-sided deaf listeners. Trends Hear. 2020；24：2331216520920079. PMID：32339072

11) Canfarotta MW, Dillon MT, Buchman CA, et al：Long-Term influence of electrode array length on speech recognition in cochlear implant users. Laryngoscope. 2021；131(4)：892-7. PMID：32738069

12) Nassiri AM, Yawn RJ, Holder JT, et al：Hearing preservation outcomes using a precurved electrode array inserted with an external sheath. Otol Neurotol. 2020；41(1)：33-8. PMID：31746820

11

聴神経腫瘍と
人工内耳の効果について

大石直樹

聴神経腫瘍とは

聴神経腫瘍は主に前庭神経に生じる神経鞘腫であり，小脳橋角部腫瘍のおよそ80％を占める。最新の疫学データでは，一生涯に500人に1人を超える割合で発症するとされ[1]，従来考えられていたよりも高頻度で生じる疾患であることがわかってきた。前庭神経に生じる腫瘍であるものの，最も頻度の高い症状が難聴である。聴神経腫瘍患者のうち約60％で進行性難聴を生じ，10～20％程度で急性感音難聴を呈する。また突発性難聴の診断で治療を受けた症例のうち，聴神経腫瘍の診断に至る例はおよそ3％程度とされ[2]，突発性難聴の重要な鑑別診断のひとつである。

経過観察中の聴力の経過

聴神経腫瘍への積極的な治療の選択肢として，手術および放射線照射があるが，良性腫瘍であることから一般的にはまずは経過観察が選択される。自然経過に関する報告は様々あるが，最もバイアスの少ない信頼性の高い報告は，国内のすべての聴神経腫瘍患者が単一の医療機関を受

診するデンマーク（人口約500万人）からの報告である[3]。その報告では，語音聴力に最も重きが置かれており，約半数は初診時には語音弁別能が70%以上と聴力良好であったが，5年のうちに約40%が良好な聴力を失っていた。初診時に弁別能が70%以上と比較的良好であっても，5年後に約60%，10年後には約40%の症例しか良好な聴力を維持できていなかったことも報告された。

　聴神経腫瘍の経過中に生じる急性感音難聴に対しても，他の原因による急性感音難聴に対する治療と同様に，ステロイドを投与することが一般的である。その治療効果に関しては，初回の難聴発作時には50%以上の確率で改善していたが，初回の発作後に毎年25%の確率で難聴が再発し，約半数が3年以内に再発性の難聴を呈することが判明した[4]。しかも，2回目以降の急性感音難聴に対するステロイド投与の効果は減弱し，難聴を繰り返していくたびに進行性となっていく傾向がみられた。

　以上をまとめると，わずかであっても初診時に語音弁別能が低下している症例は，長期的な聴力予後が不良であると言え，聴神経腫瘍における急性感音難聴に対するステロイドによる治療効果は一時的であると言える。したがって，増大傾向のない腫瘍は経過観察を継続することが現実的に第一選択となるわけだが，「聴力を守る」という観点からは，経過観察は必ずしも良好な聴力維持につながらない。

放射線照射後の聴力経過

　放射線照射は，比較的高齢者で，増大傾向を示す中型までの腫瘍へ適応される場合が多く，手術と並ぶ聴神経腫瘍治療の重要な柱である。照射後の聴力に関しては，最新の前向き研究で，小型・中型腫瘍に対して放射線照射と経過観察を比較したところ，照射後4年での腫瘍サイズは照射群のほうが有意に小さい一方で，聴力温存率は両群で同等であることが報告された[5]。少なくとも4年間は照射後の聴力は良好に維持され

ることが示されたが、照射後10年を超える症例の聴力温存率が20％程度とかなり低いことが知られており、長期的な聴力予後が課題である[6]。また、小型・中型の腫瘍に対する放射線照射、手術の聴力への効果を比較したレビュー論文では、5年の経過でともに聴力温存率は50％と、聴力に関してはほぼ同等の結果であると報告されている[7]。

以上をまとめると、放射線照射は増大する腫瘍に対して手術を回避できる可能性がある重要な治療法であるが、少なくとも長期的な聴力温存を担保する治療法ではないことに留意して選択する必要がある。

手術後の聴力経過

一般的に、聴神経腫瘍に対する手術後の最良の聴力は「術前の聴力レベルが保たれた状態」であり、聴力温存率はおおむね50％程度である。手術は施設間、術者間の違いが大きく出やすい治療法であり、術中の聴覚モニタリングの精度も聴力温存率と関連する重要な因子である。

術中聴覚モニタリングの標準的なモニタリング法は、聴性脳幹反応（auditory brainstem response：ABR）である。しかしながら、近年の聴覚の術中モニタリングの進歩として、蝸牛神経背側核近傍に電極を留置し活動電位〔蝸牛神経背側核活動電位（dorsal cochlear nucleus action potential：DNAP）〕を持続評価することが可能となった[8]。蝸牛神経背側核の活動電位を直接測定するため、ABRと比較して得られる電位が強く、約200回加算とABRに比べてより少ない加算回数で有意な波が観察可能である。また、より高感度かつリアルタイムに近い蝸牛神経機能モニタリングであるため、聴力温存率の改善に寄与することが期待される。

小型・中型の腫瘍を対象にしたこのDNAPモニタリング下の聴力温存手術としての後迷路法での聴力温存率は、約80％と向上してきている[9]。しかし、ABR、耳音響放射（otoacoustic emission：OAE）反応

が不良な症例での聴力温存は困難であり[10]，この「ABR，OAE反応が不良」な症例は，いずれの治療方針であっても聴力予後が悪いことが予想される。結果として，一側性高度感音難聴を呈する聴神経腫瘍症例は数多く存在することになり，その対応がきわめて重要である。

高度難聴症例に対する腫瘍摘出と同時同側人工内耳手術

既に高度難聴に至った小型・中型の腫瘍に対して，腫瘍摘出と同時同側人工内耳埋め込みの手術が近年世界的に広がりをみせている。2019年頃までは年間2本程度の論文であったが，現在は年間20本を超える論文が掲載されるほどになり，まさに世界の潮流であると言える[11]。

腫瘍摘出と同時同側に人工内耳埋め込みを行うためには，腫瘍摘出に際して確実な蝸牛神経温存の技術が求められる。筆者らは，世界で初めてelectrical DNAP（eDNAP）モニタリング下の腫瘍摘出＋人工内耳

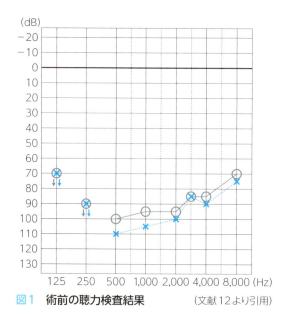

図1　術前の聴力検査結果　　　（文献12より引用）

埋め込み術を施行し，その良好な成績を報告した[12]。その症例の概略は以下の通りである。

症例は先天性の両側性高度難聴を有する30歳代女性で，左のみ進行

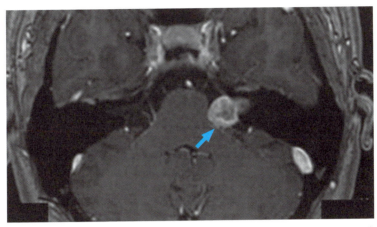

図2　術前のMRI画像（左聴神経腫瘍） （文献12より改変）

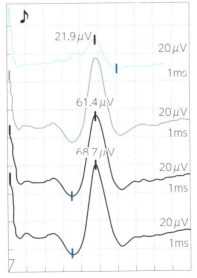

図3　eDNAPによる術中モニタリング
　　　（文献12より引用改変）

性難聴（図1）を呈し，MRIにて左聴神経腫瘍が発見された（図2）。もともと両側補聴器を良好に使用しており，両耳聴の維持を希望され，腫瘍摘出と同時同側人工内耳埋め込み術を施行することとなった。蝸牛内刺激電極として，MED-EL社製の蝸牛内挿入テスト電極［auditory nerve test system（ANTS）電極］を用い，同電極からの刺激を脳幹近傍に留置したDNAP電極で感知するeDNAPモニタリング下に腫瘍摘出を進めた（図3）。腫瘍摘出終了時まで良好なeDNAP反応が維持され，その後テスト電極を抜去して人工内耳電極を留置した。術後の人工内耳装用閾値は良好であった。

現在のわが国での医療制度では，良聴耳側の聴力が良好な聴神経腫瘍症例では，本手術の適応とはならない。しかしながら，世界では現在本手術が年々増加している現状がある。高度難聴まで進展する症例が一定の確率で存在する聴神経腫瘍症例において，腫瘍の早期発見により小型・中型の腫瘍サイズで診断され，かつ聴力の再獲得を希望する症例に対する重要な治療の選択肢として，腫瘍摘出と人工内耳同時同側手術がわが国でも保険医療の範囲内で施行可能となることを切に望む。

文献

1) Carlson ML, Link MJ：Vestibular schwannomas. N Engl J Med. 2021；384(14)：1335-48. PMID: 33826821
2) Friedman RA, Kesser BW, Slattery WH 3rd, et al：Hearing preservation in patients with vestibular schwannomas with sudden sensorineural hearing loss. Otolaryngol Head Neck Surg. 2001；125(5)：544-51. PMID: 11700458
3) Stangerup SE, Caye-Thomasen P：Epidemiology and natural history of vestibular schwannomas. Otolaryngol Clin North Am. 2012；45(2)：257-68. PMID: 22483814
4) Wasano K, Oishi N, Noguchi M, et al：Sudden sensorineural hearing loss in patients with vestibular schwannoma. Sci Rep. 2021；11(1)：1624. PMID: 33479297
5) Dhayalan D, Tveite ØV, Finnkirk M, et al：Upfront radiosurgery vs a wait-and-scan approach for small- or medium-sized vestibular schwannoma：The V-REX randomized clinical trial. JAMA. 2023；330(5)：421-31. PMID: 37526718
6) Coughlin AR, Willman TJ, Gubbels SP, et al：Systematic review of hearing

preservation after radiotherapy for vestibular schwannoma. Otol Neurotol. 2018;39(3):273-83. PMID: 29342035

7) Savardekar AR, Terell D, Lele SJ, et al: Primary treatment of small to medium (<3 cm) sporadic vestibular schwannomas: A systematic review and meta-analysis on hearing preservation and tumor control rates for microsurgery versus radiosurgery. World Neurosurg. 2022;160:102-13.e12. PMID: 34838768

8) Miyazaki H, Caye-Thomasen P: Intraoperative auditory system monitoring. Adv Otorhinolaryngol. 2018;81:123-32. PMID: 29794451

9) Hosoya M, Nishiyama T, Wakabayashi T, et al: Vestibular schwannoma surgery with endoscope-assisted retrolabyrinthine approach under modified reinforced continuous intraoperative monitoring for hearing preservation: Experience of 33 cases in a single center. Diagnostics (Basel). 2023;13(2):275. PMID: 36673085

10) Hosoya M, Oishi N, Nishiyama T, et al: Preoperative electrophysiological analysis predicts preservation of hearing and facial nerve function following vestibular schwannoma surgery with continuous intraoperative neural monitoring: Clinical outcomes of 22 cases. Clin Otolaryngol. 2019;44(5):875-80. PMID: 31264375

11) Gadenstaetter AJ, Auinger AB, Gerlitz M, et al: Functional outcome after simultaneous vestibular schwannoma resection and cochlear implantation with intraoperative cochlear nerve monitoring. Otolaryngol Head Neck Surg. 2023;168(6):1502-10. PMID: 36856581

12) Hosoya M, Nagaoka Y, Wakabayashi T, et al: A novel intraoperative continuous monitoring method combining dorsal cochlear nucleus action potentials monitoring with auditory nerve test system. J Otolaryngol Head Neck Surg. 2023;52(1):67. PMID: 37803428

12 非対称性難聴について

中西 啓

非対称性難聴とは

　一側性難聴（片側の難聴）は，欧米ではsingle-sided deafness（SSD）やunilateral hearing loss（UHL）と記載され，一側が人工内耳埋め込み術の適応となるような高度～重度感音難聴で，対側が聴力正常である

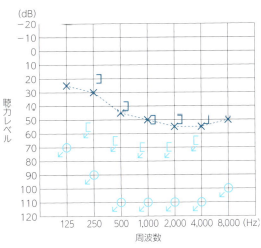

図1　非対称性難聴の聴力検査の結果

状態と定義されている。一方，非対称性難聴は，欧米ではasymmetric hearing loss（AHL）と記載され，一側が人工内耳埋め込み術の適応となるような高度～重度感音難聴で，対側に平均聴力閾値が15dB以上低い感音難聴が存在する状態と定義されている[1]（図1）。本章では，非対称性難聴をこのように定義して，その現状と治療について記載する。

非対称性難聴者の特徴

一側性難聴者は，良聴耳が聴力正常であるため1対1での静かな場面での会話の聞き取りは問題ないことが多いが，両耳聴効果が得られないため，雑音下や多人数での会話や，視野に入らない所からの音の近づき（音源定位）などの環境下では聞き取りに難渋することが多い。一方，非対称性難聴者では，良聴耳に補聴器を装用しているが，良聴耳に，上述のように感音難聴が存在するため，1対1での静かな場面での会話は何とか聞き取れるが，音源定位は難しく，雑音下や多人数での会話の聞き取りでは一側性難聴者より難渋することが多い[2]。

非対称性難聴者への対応

これまで非対称性難聴者に対して，難聴耳にCROS補聴器（contralateral routing of signals hearing aid）や骨導補聴器での治療が試みられてきたが，これらの補聴器を用いても，音源定位や雑音下，多人数での聞き取りは改善しないことが報告されていた[3]。そのような状況の中で，Firsztらは，2012年に非対称性難聴者の不良聴耳に人工内耳埋め込み術を行い，音源定位や雑音下での聞き取りが改善することを報告した[2]（図2）。

その後Yoonらは，非対称性難聴者の難聴耳に人工内耳埋め込み術を行い，対象者を「良聴耳の平均聴力閾値≧55dB」の群と「良聴耳の平均

聴力閾値＜55dB」の群の2つに割り付けて，音源定位や雑音下での聞き取りの改善について検討したところ，後者では改善がみられたのに対して，前者では改善がみられなかったことより，非対称性難聴者の不良聴耳に人工内耳埋め込み術を行う際には，良聴耳の聴力がある程度保たれている必要があることを報告した[4]。

これらの結果をもとに，米国では，良聴耳の平均聴力閾値≦55dBの非対称性難聴者を対象としたMED-EL社の人工内耳埋め込み術が，2019年FDAで承認された。

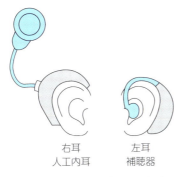

図2 不良聴耳に人工内耳，良聴耳に補聴器を装用したイメージ図

非対称性難聴者の難聴耳への人工内耳埋め込み術後の成績

非対称性難聴者の不良聴耳への人工内耳埋め込み術の有効性について，多くの報告がある[5~7]。

Dillonらは，良聴耳の平均聴力閾値≦55dBの非対称性難聴者20人に対して，不良聴耳にMED-EL社の電極長31.5mmの人工内耳埋め込み術を行った成績を詳細に報告している[5]。音源定位は，不良聴耳に人工内耳をしていない状態（裸耳）や骨導補聴器（bone-conduction hearing aid：BCHA）をしている状態と比較して，人工内耳埋め込み

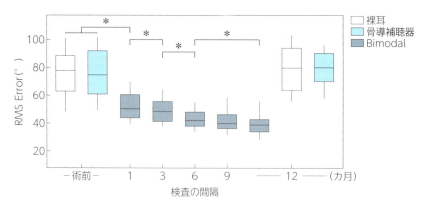

図3 人工内耳埋め込み術後の方向感検査の結果
縦軸は二乗平均平方根誤差（root mean squared：RMS）errorを示しており，この数値が小さいほど音源定位が良好であることを示している。
＊は統計学的に有意差があることを示す。
(文献5より引用)

術を行った例では，術後1カ月から有意に改善し，術後12カ月まで時間経過とともに改善していた（図3）。また，雑音下での言葉の聞き取り（AzBio Sentence Testを用いて評価）は，検査用語音を正面（0°）から提示して雑音を良聴耳（非術耳）方向（正面から90°）から提示した検査条件（S_0N_{contra}）では，不良聴耳に人工内耳をしていない状態や骨導補聴器をしている状態と比較して，人工内耳埋め込み術後1カ月から有意に改善し，術後12カ月まで時間経過とともに改善していた（図4）。また，検査用語音と雑音をともに正面（0°）から提示した検査条件（S_0N_0）では，有意差はなかったものの人工内耳埋め込み術後のほうが雑音下での言葉の聞き取りは改善していた。一方で，検査用語音を正面（0°）から提示して雑音を不良聴耳（術耳）方向（正面から90°）から提示した検査条件（S_0N_{ci}）では，人工内耳埋め込み術後も雑音下での言葉の聞き取りにあまり変化がなかった。これは，SSDやUHLで得られたデータと同様に，S_0N_{ci}の条件では，雑音が不良聴耳（術耳）方向から提示されるため術前から成績が良いことから，有意差が出にくい結果になったと思われた。また，Abbreviated Profile of Hearing Aid Benefit（APHAB）

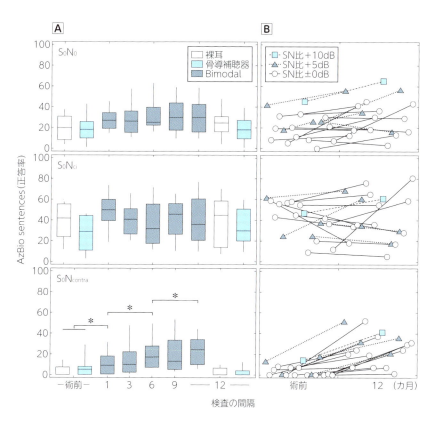

図4 人工内耳埋め込み術後の雑音下での言葉の聞き取り検査の結果
A：S₀N₀, S₀N_ci, S₀N_contraのそれぞれの条件における，AzBio Sentenceを用いた言葉の聞き取り検査の結果の推移を示している。
B：個々の患者における言葉の聞き取り検査の結果の推移を示している。
SN比：signal-to-noise ratio（信号対雑音比）
＊は統計学的に有意差があることを示す。 （文献5より引用）

　アンケートを用いて評価した日常での聞き取りは，人工内耳埋め込み術後1カ月から有意に改善しており（図5）[5]，Tinnitus Handicap Inventory（THI）アンケートを用いて評価した耳鳴の自覚症状も，人工内耳埋め込み術後1カ月から有意に改善していた（図6）[5]。

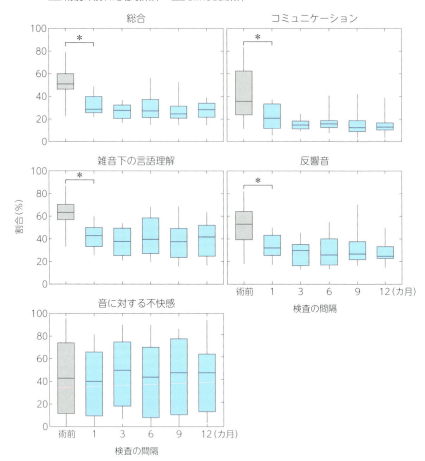

図5 人工内耳埋め込み術後のAPHABアンケートを用いて評価した日常での聞き取り検査の結果
*は統計学的に有意差があることを示す。 (文献5より引用)

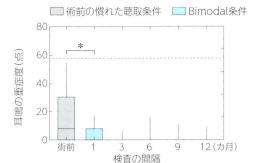

図6 人工内耳埋め込み術後のTHIアンケートを用いて評価した耳鳴の自覚症状の検査結果

＊は統計学的に有意差があることを示す。点線（58点）以上は重症。 　　　　　　　　　　　　　　　（文献5より引用）

まとめ

　非対称性難聴者において，不良聴耳へ人工内耳埋め込み術を行うことにより，音源定位や雑音下での聞き取りを改善することができる。しかし，音源定位や雑音下での聞き取りを改善させるためには，良聴耳の聴力がある程度保たれている必要があり，米国では良聴耳の平均聴力閾値≦55dBの非対称性難聴者を対象とした人工内耳埋め込み術がFDAで承認されている。

文献

1) Dhanasingh A, Hochmair I : CI in single-sided deafness. Acta Otolaryngol. 2021 ; 141(sup1) : 82-105. PMID : 33818261
2) Firszt JB, Holden LK, Reeder RM, et al : Cochlear implantation in adults with asymmetric hearing loss. Ear Hear. 2012 ; 33(4) : 521-33. PMID : 22441359
3) Agterberg MJH, Snik AFM, Van de Goor RMG, et al : Sound-localization performance of patients with single-sided deafness is not improved when listening with a bone-conduction device. Hear Res. 2019 ; 372 : 62-8. PMID : 29703651
4) Yoon YS, Li Y, Fu QJ : Speech recognition and acoustic features in combined electric and acoustic stimulation. J Speech Lang Hear Res. 2012 ; 55(1) : 105-

24. PMID: 22199183

5) Dillon MT, Buss E, Rooth MA, et al:Cochlear implantation in cases of asymmetric hearing loss: Subjective benefit, word recognition, and spatial hearing. Trends Hear. 2020;24:2331216520945524. PMID: 32808881

6) Thompson NJ, Brown KD, Buss E, et al:Long-term binaural hearing improvements for cochlear implant users with asymmetric hearing loss. Laryngoscope. 2023;133(6):1480-5. PMID: 36053850

7) Thompson NJ, Lopez EM, Dillon MT, et al:Cochlear implantation for unilateral and asymmetric hearing loss: Long-term subjective benefit. Laryngoscope. 2023;133(10):2792-7. PMID: 36757052

13

一側性高度感音難聴に対する人工内耳の臨床研究成果

鬼頭良輔

はじめに

　海外から一側性難聴に対する人工内耳の有効性が報告されてきた中で，わが国初となる共同臨床研究「同側に耳鳴を伴う一側高度または重度感音難聴に対する，人工内耳の装用効果に関する研究」が，信州大学，慶應義塾大学，国際医療福祉大学三田病院，済生会宇都宮病院の4施設で実施された[1, 2]。本章では上記臨床試験について解説する。

試験の概要

　本試験では20歳以上で不良聴耳側の4分法平均聴力閾値70dB以上，かつ良聴耳側に有効な聴力閾値を有するものを対象とした。また，耳鳴に対する有効性を評価するため，Tinnitus Handicap Inventory（THI）が38点以上の中等症〜重症の患者を対象とした。患側の難聴発症から6カ月以内の症例と10年以上経過している症例は，今回の対象からは除外した。症例のサマリーについては表1に示す。

　今回有効性として，聞き取りについては，雑音下語音聴取の評価，

139

表1 症例のサマリー

症例番号	施設名	性別	植え込み時年齢(歳)	難聴発症からの期間(月)	側	PTA平均	
						健側	人工内耳
1	信州大学	女性	65	48	右	11	92
2	信州大学	女性	26	13	左	9	111
3	国際医療福祉大学三田病院	女性	58	84	左	17	103
4	慶應義塾大学	女性	71	63	左	32	111
5	済生会宇都宮病院	男性	41	24	右	17	106

PTA：pure tone audiometry(標準純音聴力検査)　　　　　　　　　　(文献1より転載)

　音源定位の評価，聞こえについての自覚的評価[「きこえについての質問紙2002，視覚的アナログスケール(Visual Analog Scale：VAS)，Hearing Handicap Inventory for Adults(HHIA)]を，術前後で行った。また耳鳴については，問診による評価，VAS，THIスコア，ピッチマッチ検査，ラウドネスバランス検査による評価を行った。

　雑音下語音聴取については，単音節，単語，文章を用いて検査を行った。単音節検査には67-S語表を用い，語音の提示音圧を65dBSPL，雑音を信号対雑音比(signal-to-noise ratio：SN比)＋10～±0dBに調整して実施した。検査語音は正面，雑音は良聴耳側からとし，それぞれ1mの距離から提示した。単語と文章については，CI-2004(試案)を用い，提示音圧70dBSPL，SN比＋10dBで実施した。結果はいずれも正答率にて評価した。音源定位については，被験者を中心とした半径1mの半円状に，22.5°間隔で9つのスピーカーを配置して実施した。提示条件はスピーチノイズ[Comité Consultatif International Télégraphique et Téléphonique(CCITT)ノイズ]を用い，60，70，80dBSPLの3種の音圧で，それぞれ各スピーカーから5回ずつ，全体では135回の音提示を行った。

結果とまとめ

雑音下語音聴取（単音節）の結果を術前〜術後1年までまとめた結果を図1[1)]に示す。SN比+10dB，5dBでは天井効果がみられたが，SN比±0dBについては多くの症例で術後1年までに改善を認めた。SN比±0dBにおける正答率中央値は，術前25％に対して術後1年で75％，術後3年では85％となっていた。次に音源定位検査の結果を図2[1)]に示す。音源定位の結果は，図2A[1)]のように提示したスピーカーと回答したスピーカーの関係で図示され，多くは術前に一側に偏っていた聞き取

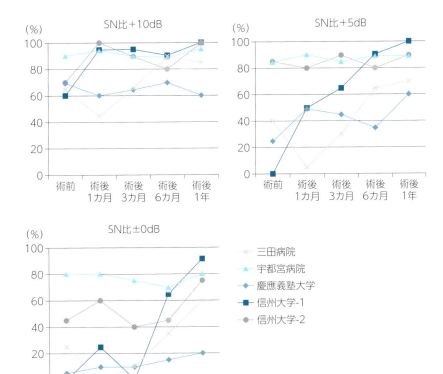

図1　雑音下語音聴取（単音節）の結果

（文献1より引用）

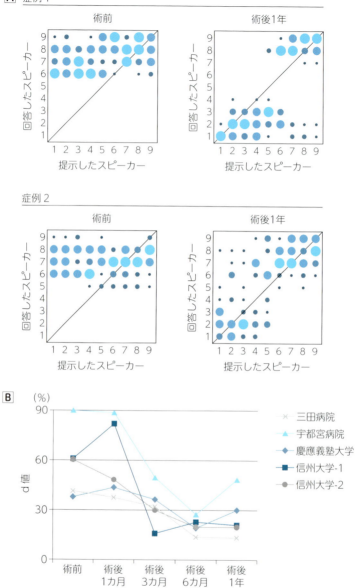

図2 音源定位検査の結果
A：症例ごとの検査結果図
B：d値の経過

（文献1より引用改変）

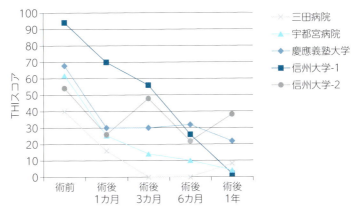

図3　THIスコアの経過　　　　　　　　　　　（文献1より引用）

りが，しっかり対側からの提示として認識できるようになっていた。また，提示音と回答のずれた角度の絶対値を平均したdeviation score (d値)の経過をまとめた図2B[1)]では，d値が術後3カ月以降で大きく改善していることが示された。

最後に耳鳴について，THIの術後1年までの経過のまとめを図3[1)]に示す。THIについては術前の状態でばらつきが大きいものの，術後比較的早期から低下した。THIスコアの中央値は術前62（40～94）から，術後1年では8（2～38）となっていた。

以上より本研究では，一側性難聴に対する人工内耳は，聴取困難・耳鳴のいずれに対しても有効性が示され，先進医療への足掛かりとなる結果を得ることができた。

文献

1) Kitoh R, Moteki H, Nishio S, et al: The effects of cochlear implantation in Japanese single-sided deafness patients: five case reports. Acta Otolaryngol. 2016;136(5):460-4. PMID: 26882310
2) 高橋優宏，岩崎　聡，西尾信哉，他：一側聾に対する人工内耳の装用効果．Audiol Jpn. 2018;61(4):270-6.

巻末資料

一側性高度難聴に対する人工内耳適応基準（2024）

　本適応基準は，後天性に生じた一側の高度または重度感音難聴（一側性高度難聴）に対する人工内耳適応基準を示すものである。難聴発症後 6 ヵ月以上経過し，他の治療による聴力改善が見込めない言語習得後の症例を対象とする。手術の前後に両耳聴検査を施行することが望ましいため，原則として 5 才以上の症例を本適応基準の対象とする。下記適応条件を満たした上で，本人の意思および症例が未成年の場合は家族の意向を確認して手術適応を決定する。なお，一般的に一側性高度難聴よりも，良聴耳が軽度難聴以上の感音難聴で，かつ非良聴耳が高度感音難聴を呈する非対称性難聴の方が生活の質が低下していることが多く，人工内耳の有効性がより大きいと考えられるため対象に含めた。

　一側性高度難聴，および非対称性難聴症例では非良聴耳に人工内耳を装用することによって騒音下聴取等の両耳聴効果の改善が期待できる。ただし，症例ごとに人工内耳装用効果の個人差が大きいことから，術前の両耳聴検査や補聴器適合検査の結果等をふまえて症例ごとに手術適応を総合的に慎重に評価する必要がある。本適応基準に該当する人工内耳手術症例における日本語音声を用いた両耳聴検査の知見の蓄積に伴い，本適応基準を定期的に見直すものとする。

Ⅰ．医療機関における必須事項

1. 一側性高度感音難聴による聴覚障害を熟知するとともに，クロス（Contralateral Routing of Signal，CROS）補聴器や最新機能搭載の補聴器など，既存の一側性高度感音難聴に対する聴覚補償システムについて習熟していること。

2. 人工内耳手術を行う施設，または術後のリハビリテーションを行う施設において雑音下語音聴力検査や方向感検査など，両耳聴効果を評価できる設備を有し，術前・術後に評価ができること。

Ⅱ．医学的条件

1. 聴力が以下の全てを満たす
1-1. 一側性高度難聴
   （1） 良聴耳の裸耳の平均聴力レベル（4分法）が25dB未満である。
   （2） 非良聴耳の平均聴力レベル（4分法）が以下のいずれかに該当する場合
   ① 裸耳での聴力が90dB以上の重度感音難聴
   ② 裸耳での聴力が70dB以上90dB未満で，最高語音明瞭度が30％以下の高度感音難聴

1-2. 非対称性難聴
(1) 良聴耳の平均聴力レベル(4分法)が 25dB以上90dB未満で，最良語音明瞭度が50％より良好である。
(2) 非良聴耳の平均聴力レベル(4分法)が以下のいずれかに該当する場合
① 裸耳での聴力が90dB以上の重度感音難聴
② 裸耳での聴力が70dB以上90dB未満で，最高語音明瞭度が30％以下の高度感音難聴
※語音聴力検査はiCI2004の使用を推奨する。

2. 術前に雑音下語音聴力検査または音源定位法(スピーカ)による方向感検査を実施し，雑音下語音聴取および音源定位が障害されていることが確認されていること。
また，少なくとも同定された障害の一部が人工内耳により改善が見込まれること。
雑音下語音聴力検査には雑音下語音了解閾値検査または雑音下音場語音聴力検査が含まれる。

3. 十分な期間(3か月以上)，非良聴耳に気導補聴器または CROS 補聴器を装用しても，日常生活における両耳聴効果に関連した聴き取りが困難なままであることが確認されていること。

4. 禁忌および慎重な適応判断が必要なもの
一般社団法人 日本耳鼻咽喉科頭頸部外科学会が定めた成人人工内耳適応基準(2017)および小児人工内耳適応基準(2022)の「慎重な適応判断」に準ずる。
慎重な適応判断が必要なもの
(1) 画像診断で蝸牛に人工内耳を挿入できる部位が確認できない場合。
(2) 術側に中耳の活動性炎症がある場合。
(3) 中枢性聴覚障害を合併する場合。
(4) 認知症や精神障害の合併が疑われる場合。
(5) 術側に画像上蝸牛神経低形成を含む後迷路性病変を認める場合。特に，非良聴耳に蝸牛神経低形成を含む蝸牛神経の解剖学的な異常を認める場合は，先天性の高度感音難聴が強く疑われるため，原則として本適応基準の対象としない。
(6) その他重篤な合併症などがある場合。

5. その他考慮すべき事項
   (1) 非良聴耳側の重度の耳鳴のために生活の質が著しく損なわれており，非良聴耳に対する人工内耳手術によって耳鳴の改善が見込める場合は，適応を総合的に判断することがある。
   (2) 上記以外の場合でも患者の背景を考慮し，適応を総合的に判断する事がある。

6. 一側性高度感音難聴に対する人工内耳手術に関する国内外の知見の蓄積によって，今後も適応基準の変更があり得る。3年後に適応基準を見直すことが望ましい。

Ⅲ．施設基準
1. 人工内耳植込術の施設基準を満たすこと。
2. 人工内耳手術を行う施設，または術後にリハビリテーションを行う施設において雑音下語音聴力検査や方向感検査など，両耳聴効果を評価できる設備を有すること。

2024年5月18日 日本耳科学会 承認

注記：なお，現時点では一側性高度難聴に対する人工内耳手術はまだ保険適応となっていない。

日本耳科学会：一側性高度難聴に対する人工内耳適応基準(2024)
[https://www.otology.gr.jp/common/pdf/guideline_cochlear%20implant%EF%BC%882024%EF%BC%89.pdf] 2025年2月5日閲覧より引用

索引

数詞

36-Item Short Form Survey (SF-36) **43, 49**

67-S語表 **87**

欧文

A

ABR (auditory brainstem response) **37, 125**

Adaptive Speechテスト **104**

——用ソフトウェア **103**

AHL (asymmetric hearing loss) **26, 132**

ANCA関連血管炎性中耳炎 **48**

angular insertion depth **116**

ANSD (auditory neuropathy spectrum disorder) **24**

APHAB (Abbreviated Profile of Hearing Aid Benefit)アンケート **134, 136**

ASSR (auditory steady-state response) **37**

AudioLink **109**

AzBio (Arizona Biologic) Sentence Test **43**

Azimuth **56**

B

Baha® (bone-anchored fearing aid) **17, 27, 28, 63, 102**

Baha® システム **18, 27**

BKB (Bamford-Kowal-Bench) **43**

BHCA (bone-conductive hearing aid) **129**

binaural fusion **3**

binaural separation **3**

binaural summation **3, 22**

BONEBRIDGE® **17, 18**

C

CCITT (Comité Consultatif International Télégraphique et Téléphonique)ノイズ **55, 62, 140**

CND (cochlear nerve deficiency) **45**

compression factor **56**

Consonant- Nucleus-Consonant (CNC) **43**

cost-utility ratio **30**

CROS補聴器 (contralateral routing of signals hearing aid) **16, 26, 37, 49, 61, 100, 132**

—— 装用における正面スピーチ/正面ノイズでの正答率 **83**

—— 装用における不良聴耳側スピーチ/良聴耳側ノイズでの正答率 **85**

—— 装用における良聴耳側スピーチ/不良聴耳側ノイズでの正答率 **84**

D

d/MAE (d/mean absolute error) **55, 56**

DI法 **107, 111**

DNAP (dorsal cochlear nucleus action potential) **125**

E

eDNAP (electrical DNAP) **126**

F

fixed-effect meta-analysis **30**

fMRI **22**

147

Freiburg Monosyllabic Speech test（FBE）
43

H

head shadow effect **4**, **49**, **73**
HUI3〔Health Utilities Index (HUI) Mark〕
26
HINT（Hearing in Noise Test）**43**, **92**,
96, **100**
　　―― の測定方法 **99**

I

ILD〔interaural（intensity）level difference〕
5, **53**, **57**, **65**
IPD（interaural phase difference）**5**
ITD（interaural time difference）**5**,
53, **57**, **65**
iCI-2004（iPad版日本語語音弁別検査）**74**,
76
ISO 8253-2における準無響室 **66**

J

J-HINT（Japanese HINT）**96**
J-Matrix test **92**

L

LIST（Leuven Intelligibility Sentences
Test）**43**
low pass filter **58**
　　―― で高音域をカットした音の例 **59**

M

Ménière **24**, **36**, **48**
middle ear implant **30**

MP3プレイヤー **113**

N

NCIQ（Nijmegen Cochlear Implant
Questionnaire）**43**, **49**

O

OAE（otoacoustic emission）反応 **125**
OLSA（Oldenburg Sentence Test）**43**,
92, **95**, **100**

P

peri-lingual **28**
PET **22**
Phonak **113**
pre-lingual **28**

Q

QOL **25**
quantitative analysis **30**

R

Ramsay Hunt症候群 **24**
random-effects meta-analysis **30**
RMS（root mean square）localization
error **43**
RMSE（root mean squared error）**56**

S

selective attention **4**
SN比（signal-to-noise ratio）**27**, **73**, **87**
squelch effect **4**, **73**
SSD（single-sided deafness）**27**, **45**, **131**
SRT（Speech Reception Threshold）**92**

SSQ (Speech, Spatial and Qualities of Hearing Scale) **26, 43, 49**

summation effect **4, 73**

T

THI (Tinnitus Handicap Inventory) **43, 48, 139**

THI (Tinnitus Handicap Inventory) スコア **30, 143**

THI (Tinnitus Handicap Inventory) アンケート **135, 137**

TQ (Tinnitus Questionnaire) **43**

tonotopy **117**

U

UHL (unilateral hearing loss) **131**

upward shift **117, 118**

W

Wernicke **7**

和文

あ

暗騒音 **65**

い

位相差効果 **4**

一次聴神経 **6**

一側性感音難聴 **24**
　　　── に特徴的な所見 **22**

一側性高度・重度難聴 **27**
　　　── に対する補聴器 **61**

一側性高度感音難聴に対する人工内耳の臨床研究成果 **135**

一側性高度難聴 **11, 39, 40, 44**
　　　── の発症時期と対象疾患 **35**

『一側性高度難聴に対する人工内耳適応基準 (2024)』 **35, 144**

一側性難聴 **44, 75, 82, 131**
　　　── 定義 **44**
　　　── の QOL スコア **25**
　　　── に対する人工内耳発展の歴史 **42**
　　　── に対する補聴機器 **49**
　　　── のガイドライン **21**
　　　── の補聴器適合 **14**
　　　── の補聴方法 **15**

遺伝性難聴 **24**

医療機関の必須条件 **39**

う

埋め込み型骨導補聴器 **27, 63, 102**

お

音加算効果 **4**

音響外傷 **24**

音源定位 (法) **5, 54**
　　　CROS 補聴器による ── への効果 **62**
　　　── 検査の結果 **142**

音場での HINT 検査 **99**

音声強調処理 **13**

音声と雑音を提示するスピーカーの設置例 **94**

音像定位 (法) **6, 54**

か

外傷 **48**

149

外リンパ瘻 24, 48
蝸牛サイズ 115
蝸牛神経低形成 45
蝸牛神経背側核活動電位 125
カクテルパーティー効果 4
加重効果 3, 73
加齢性（老人性）難聴 24

き

気導補聴器 26, 28, 37, 49
急性感音難聴 24, 124

け

言語獲得途上 28
言語獲得前 28

こ

語音聴取閾値検査 92
骨固定型補聴器 18, 27
骨導インプラント 26

さ

雑音下語音，CROS補聴器による―― 102
雑音下語音閾値検査（法） 91, 103
雑音下語音検査（法） 73, 87
雑音下聴取 4
雑音下聴取検査 22
雑音性難聴 24
雑音抑制装置 13
残響時間 65, 68

し

耳音響放射 125
耳鳴 30, 40

腫瘍摘出と同時同側人工内耳手術 126
小児一側高度・重度難聴 27
小児のSSD 45
小児一側性難聴 24
小脳橋角部腫瘍 48, 123
神経鞘腫 123
信号対雑音比 27, 73, 87
人工内耳 18, 28, 40, 49, 87
人工内耳埋め込み術 30, 64, 132
人工内耳適応基準 35
人工内耳の電極選択 115
真珠腫性中耳炎 48
新生児聴覚スクリーニング検査 47

す

髄膜炎 24
スケルチ効果 4, 73
ステロイド 124
スピーカー法 54
スピーチエンハンサー 13
スピーチおよびノイズの提示条件 78
スピーチトラッキング 108, 113
スペクトラルキュー 54, 57, 65

せ

成人SSD 48
成人一側高度・重度難聴 27
成人の一側性難聴 42
選択的注意 4
前庭神経 123
先天性サイトメガロウイルス（CMV）感染
　24, 45

そ

側頭骨骨折 24

た

ダイレクト・インプット法 107, 110
大脳皮質の再構築, 不可逆的な—— 47

ち

聴覚中枢路 6
聴覚伝導路 6
聴覚野 7
聴神経腫瘍 24, 123
聴性定常反応 37
聴性脳幹反応 37, 125
聴覚リハビリテーション 107

て

電極アレイの長さ 120
電極長 115
　　　—— と雑音下での語音聴取 119

と

頭部陰影効果 4, 49, 57, 73
特発性急性感音難聴 48
特発性両側性難聴 24
突発性難聴 24, 36

な

内耳奇形 24
内耳道奇形 24
内リンパ水腫 24

に

日常生活 8

日本語版OLSA 92

の

ノイズリダクション 13

は

反響音 65
反射音 65, 68

ひ

非対称性難聴 38, 39, 131
　　　—— の不良聴耳への人工内耳埋め込
　　　　み術 133
　　　—— の聴力検査の結果 127
　　　—— の補聴方法 18

ふ

不可逆的な大脳皮質の再構築 47
プロセッサ 109, 111
分離効果 3

へ

平均平方二乗誤差（RMSE） 56

ほ

防音室の影響 65
防音室の条件 66
方向感 53
方向感検査 22, 63
　　　裸耳における—— 57
方向感検査法 53
方向感検査方法 54
方向定位試験ソフトウェア ALPS 55, 63
放射線照射 124

補聴器　109
『補聴器適合検査の指針（2010）』　14, 66, 91
補聴器の選択　13
補聴方法の考え方　11, 12

ま

慢性中耳炎　32

み

右蝸牛神経低形成　46

む

ムンプス難聴　24, 36, 46

め

メタアナリシス，人工内耳　43

や

薬剤性難聴　24

ゆ

融合効果　3

ら

裸耳における正面スピーチ／正面ノイズで
　の正答率　79

裸耳における不良聴耳側スピーチ／良聴耳
　側ノイズでの正答率　81
裸耳における良聴耳側スピーチ／不良聴耳
　側ノイズでの正答率　80
ラセン神経節　6, 116

り

リモートマイク　29
両側性感音難聴　24
両耳加重効果　22
両耳間位相差　5
両耳間音圧差　5, 53, 57, 65
両耳間時間差　5, 53, 57, 65
両耳合成能　3
両耳聴　3
両耳分離能　3

れ

レシーバー法　54

ろ

ロジャーオン　109

あとがき

　わが国における一側性高度感音難聴に対する人工内耳医療は，共同臨床研究「同側に耳鳴を伴う一側高度または重度感音難聴に対する人工内耳の装用効果に関する研究」が信州大学，慶應大学，国際医療福祉大学三田病院，済生会宇都宮病院の4施設で実施されたのをきっかけに，令和3～5年にかけて先進医療「一側性高度または重度感音難聴に対する人工内耳の有効性・安全性に関する研究」が実施され，人工内耳の手術前後における騒音条件下での語音弁別検査および方向定位試検査及び自由音場閾値検査に関して，無治療ヒストリカルコントロールと比較して有意な改善が示された。

　一側性難聴の医学研究が海外では多くなされ，治療に関しても目覚ましい進歩があり，多くの国で一側性難聴に対する人工内耳治療が承認されている。わが国もこの分野の研究に遅れをとらないためにも，一側性高度感音難聴に対する人工内耳医療の立ち上げのために必要な知識，情報を本マニュアルに盛り込んだ。過去の国内外の関連情報に加え，適応基準，実際に必要な検査法，電極の選択について記載している。しかし，検査法の条件，先天性の一側性高度難聴に対する適応をどうするか，リハビリの内容など，まだ検討課題も残っている。今後のこの分野のさらなる発展を期待し，本マニュアルがそのお役に立てれば幸甚である。第2版のマニュアル本の出版をご期待いただきたい。

2025年2月
編者を代表して
国際医療福祉大学三田病院耳鼻咽喉科 教授／聴覚・人工内耳センター長
岩崎　聡

編者略歴

岩崎　聡 (いわさき　さとし)

国際医療福祉大学三田病院耳鼻咽喉科 教授
聴覚・人工内耳センター長

1986年3月　三重大学医学部卒業
1986年4月　浜松医科大学医学部附属病院 研修医 (耳鼻咽喉科学講座)
1991年4月　浜松医科大学医学部附属病院 助手 (耳鼻咽喉科学講座)
1993年4月　藤枝市立志太病院耳鼻咽喉科 医長
1998年4月　米国ハウス耳科学研究所留学
2000年12月 浜松医科大学医学部附属病院 講師 (耳鼻咽喉科)
2010年4月　信州大学医学部人工聴覚器学講座 教授
2013年8月　国際医療福祉大学三田病院耳鼻咽喉科 教授
2016年4月　聴覚・人工内耳センター長併任
2021年4月　国際医療福祉大学大学院医学部耳鼻咽喉科 教授
現在に至る

神田幸彦 (かんだ ゆきひこ)

医療法人萌悠会 耳鼻咽喉科 神田E・N・T医院 理事長・院長

1987年 3月　長崎大学医学部卒業
1987年 4月　長崎大学医学部附属病院医員 (研修医)
1990年 3月　日赤原爆病院耳鼻咽喉科 医長
1994年 9月　長崎大学医学部附属病院 助手 (耳鼻咽喉科学講座)
1995年12月 国立長崎中央病院耳鼻咽喉科 厚生技官
1996年 6月　長崎大学医学部附属病院 助手
1997年10月 Würzburg (ビュルツブルグ) 大学医学部耳鼻咽喉科留学
1999年 7月　長崎労災病院耳鼻咽喉科 部長
2000年 4月　長崎大学医学部附属病院 講師
2001年 6月　神田耳鼻咽喉科entクリニック開業
2001年 6月　長崎大学医学部耳鼻咽喉科 非常勤講師
2001年 6月　東北大学医学部耳鼻咽喉科 非常勤講師
2008年 6月　長崎大学医学部耳鼻咽喉科 臨床教授
2009年 4月　現職

一側性難聴に対する
人工内耳
診療マニュアル
Manual for Cochlear Implants in Single-Sided Deafness

定価 (本体4,000円＋税)
2025年3月15日　第1版

編著者　岩崎　聡
　　　　神田幸彦
発行者　梅澤俊彦
発行所　日本医事新報社
　　　　〒101-8718　東京都千代田区神田駿河台2-9
　　　　電話　03-3292-1555 (販売)・1557 (編集)
　　　　www.jmedj.co.jp
　　　　振替口座　00100-3-25171
印　刷　ラン印刷社

Manual for Cochlear Implants in Single-Sided Deafness
© Satoshi Iwasaki, Yukihiko Kanda　2025　Printed in Japan
ISBN978-4-7849-2509-4 C3047 ¥4000E

本書の複製権・翻訳権・上映権・譲渡権・公衆送信権 (送信可能化権を含む) は
(株) 日本医事新報社が保有します。

JCOPY <(社) 出版者著作権管理機構 委託出版物>
本書の無断複写は著作権法上での例外を除き禁じられています。複写される
場合は, そのつど事前に, (社) 出版者著作権管理機構 (電話 03-5244-5088,
FAX 03-5244-5089, e-mail:info@jcopy.or.jp) の許諾を得てください。

電子版のご利用方法

巻末袋とじに記載されたシリアルナンバーを下記手順にしたがい登録することで，本書の電子版を利用することができます。

1 日本医事新報社Webサイトより会員登録(無料)をお願いいたします。

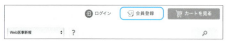

会員登録の手順は弊社Webサイトの
Web医事新報かんたん登録ガイドを
ご覧ください。

https://www.jmedj.co.jp/files/news/20191001_guide.pdf

（既に会員登録をしている方は**2**にお進みください）

2 ログインして「マイページ」に移動してください。

3 「未登録タイトル(SN登録)」をクリック。

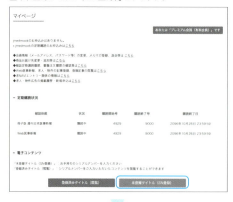

4 該当する書籍名を検索窓に入力し検索。

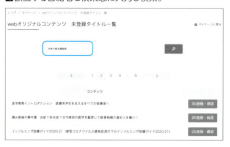

5 該当書籍名の右横にある「SN登録・確認」ボタンをクリック。

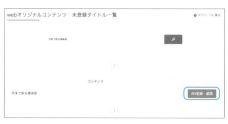

6 袋とじに記載されたシリアルナンバーを入力の上，送信。

7 「閉じる」ボタンをクリック。

8 登録作業が完了し，**4**の検索画面に戻ります。

【該当書籍の閲覧画面への遷移方法】
① 上記画面右上の「マイページに戻る」をクリック
　➡**3**の画面で「登録済みタイトル(閲覧)」を選択
　➡検索画面で書名検索➡該当書籍右横「閲覧する」
　ボタンをクリック
　または
② 「書籍連動電子版一覧・検索」*ページに移動して，
　書名検索で該当書籍を検索➡書影下の
　「電子版を読む」ボタンをクリック
　https://www.jmedj.co.jp/premium/page6606/

　＊「電子コンテンツ」Topページの「電子版付きの書籍を
　　購入・利用される方はコチラ」からも遷移できます。

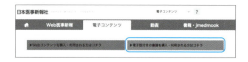